AF494084

CATALOGUE

DES

PLANTES TOXIQUES

DU BRÉSIL

par le Docteur J.-M. CAMINHOA

Professeur à la Faculté de Médecine de Rio de Janeiro.

Traduit du Portugais par le D[r] REY

Médecin principal de la marine, membre correspondant de l'Académie de Médecine de Rio de Janeiro.

L'ordre que nous avons adopté nous fait étudier les plantes toxiques du Brésil suivant leur degré d'énergie, en commençant par celles dont l'action est plus puissante, mais sans nous départir pour cela de la classification naturelle par classes, familles et genres.

Nous avons pris à tâche d'exposer fidèlement, pour chaque espèce, les noms scientifiques et les noms vulgaires sous lesquels elle est connue, et son *habitat*.

Certaines familles, très répandues dans les zones botaniques du Brésil, sont riches en espèces toxiques. L'étude de chacune d'elles est faite en son lieu et place. Quant à la répartition des espèces dans les familles auxquelles elles appartiennent, nous nous sommes efforcé de l'établir d'après les recherches les plus récentes, tout en regrettant que les catalogues des *Genera* ne soient pas plus avancés. Il en est auxquels rien n'a été changé depuis quinze à seize ans ! Il s'en faut cependant que, malgré tout notre bon vouloir, nous osions nous flatter de n'avoir commis aucune erreur de classification.

D'autres plantes que celles qui sont indiquées, auraient pu peut-être trouver place dans cet inventaire ; comme aussi, parmi celles qui s'y trouvent, le lecteur jugera peut-être que certaines auraient pu être omises sans dommage. *Quod potui feci, faciant meliora potentes.*

CLASSE DES ASCLÉPIADINÉES (Duch.)

FAMILLE DES LOGANIACÉES. — TRIBU DES STRYCHNÉES.

GENRE *Strychnos* (LINN.)

I. — **Strychnos toxifera.** — *Curare, Urari, Wurali, Woorari.* — Provinces des Amazones et du Para (Orénoque et Rio-Negro).

NOIX VOMIQUE (*Noz vomica do Brazil*).

II. — Sous le nom de *noix vomique*, il existe au Brésil trois espèces végétales ; elles sont indiquées par Martius et par d'autres botanistes. Ces trois espèces, dont les deux premières seulement contiennent de la strychnine, sont : 1° le *Strychnos Guyanensis*, Maqt. (*Rouhamon Guyanensis*, Aublet) ; 2° le *Strych. toxifera*, Schomb ; 3° le *Strychn. pseudo-quina* (*quina do campo*). Cette dernière, d'après les analyses faites jusqu'à ce jour, ne donne pas de strychnine. Aug. Saint-Hilaire, Adr. de Jussieu, Jacques Cambessèdes se rangent à cet avis.

(Il existe encore une autre plante, à nous inconnue, désignée également sous le nom vulgaire de *quina do campo* [quina des champs] ; elle est classée parmi les Apocynacées.)

III. — **Strychnos, espèce?** *Barbas de camarão* [Barbes de crevettes]. — Province de Céara (Nord du Brésil).

Ses semences et ses racines passent pour contenir de la brucine et de la strychnine. (Dr Freire Allemaõ, neveu.)

ACTION. — Ce médecin classe cette plante au nombre des médicaments tétaniques, c'est-à-dire qui ont la propriété de donner lieu à des contractions toniques d'intensité variable.

GENRE *Spigelia* (LINN.)

IV. — **Spigelia anthelmia** (Linn.) — **Arapabaca quadrifolia fructu testiculato** (Plum.) — *Herva lombrigueira* [Herbe aux lombrics], *Arapabaca* (Dr Arruda Camara). — Les provinces de Céara, de Rio-de-Janeiro, de Rio-Grande du Sud, de Sainte-Catherine et à peu près tout le Brésil.

V. — **Spigelia glabrata** (Mart.) — *Espigelia.* — Les provinces centrales du Brésil.

Elle doit être comptée, d'après Martius, au nombre des poisons. — Deux botanistes, auxquels je soumettais mes doutes au sujet de cette plante, m'ont assuré qu'ils la considéraient comme toxique.

ANALYSE CHIMIQUE. — Cette espèce contient le même principe actif, que celui que Feneulle a extrait de la *Spigelia anthelmia.*

ACTION (?) — Probablement identique à celle de cette dernière.

FAMILLES DES APOCYNACÉES.

TRIBU DES CARISSÉES (LINN.) — SOUS-TRIBU DES OPHYOXILLÉES.
GENRE *Cerbera* (LINN.) — *Thevetia* (LINDL.)

VI. — **Cerbera Thevetia** (Linn., Wild. (?), Jacq.) — **Ahovai neriifolio flore luteo** (Plum.), — **Plumeria arborescens, foliis lanceolatis, floribus fauce ampliatis, sub campanulatis** (Brown). — **Ahowai miri** (Pison). — *Cerbera, Ahouahi* des Antilles. — Amazones, Para, Antilles, Cayenne.

VII. — **Cerbera Ahoway,** (Linn.) — **Thevetia Ahway** (D. C. et Lindl.) — **Ahowai major** (Pis.) — *Ahovaï, Agahy*. — Les Amazones et le Para.

Le suc laiteux de cette plante, comme celui de sa congénère, la *Cerb. Thevetia* est un poison énergique. A petite dose, il détermine des vomissements. — Si l'on jette dans un ruisseau une petite quantité de feuilles ou des sommités de la plante, légèrement contuses, les poissons seront étourdis et comme enivrés (Martius). — D'autres auteurs ont aussi noté cette propriété.

ACTION. — Identique à celle de l'espèce précédente.

VIII. — **Cerbera Mangas** (Gaertn.) — *Jasmim manteiga* [Jasmin-beurre] ; *Jasmim mangueira* [Jasmin manguier], d'après le Dr Nicolas Moreira. — Nord du Brésil et surtout les Amazones.

N'eussions-nous à invoquer aucune autorité, ni aucun fait, touchant les propriétés toxiques de cette espèce, que nous l'aurions sans hésiter signalée comme suspecte, en raison de sa parenté avec des congénères vénéneuses à un haut degré.

TRIBU DES CARISSÉES (Lindl.)

GENRE *Rauwolfia* (PLUM.)

IX. — **Rauwolfia canescens** (Willd.), — **Rauw. subpubescens** (Linn.), — **Rauw. hirsuta** (Jacq.), — *Canudo de purga* [tuyau qui purge], à Bahia. — Provinces de Bahia, Espirito-Santo, Sergipe, Alagoàs et Pernambuco.

GENRE *Apocynum* (TOURNEF.)

X. — **Apocynum scandens majus, siliquis citriformibus** (Plum.) (?) — **Apocynum citrifolium** (Linn.) (?) — **Periploca scandens foliis convolvulis** (Poup. Desp.). — *Mata caxorro*. — (Tue-chien des Antilles) ; diverses autres plantes sont connues sous ce nom, comme nous aurons occasion de le faire remarquer. — Pará, Amazones, Maranhaõ.

Le suc de cette espèce est toxique, quelle que soit la partie de la plante qui le fournit. — Les effets qu'elle produit sur les chiens sont effrayants.

« Les blessures faites par des flèches chargées du suc des Apocyns sont mortelles, tandis que la décoction des feuilles de la même plante est seulement purgative. La mort est plus prompte encore si le venin est parvenu à la circulation par intussusception. Les chairs des animaux ne contractent aucune propriété malfaisante, pourvu qu'on enlève le morceau qui a été en contact avec le poison. » (Descourtilz, t. III, p. 181).

TRIBU DES WRIGHTÉES (LINDL.)

GENRE *Echites* (PATRIC. BROWN.)

XI. — **Echites venenosa** (Roxb. et Mart.) — *Herva venenosa.* — Provinces centrales du Brésil. (Mart.)

Les espèces de ce genre, dit Lindley, sont en général narcotiques, ou mieux, stupéfiantes et possèdent une extrême âcreté. » — Quant à celle dont il s'agit, Martius en parle en ces termes : « *Planta in provinciarum mediterraneis nomine* Erva venenosa *nota, non officinalis, sed pecoribus inpascuis valde noxia.* » (*Systema*... p. 90.)

D'après les auteurs qui ont étudié cette plante, soit au Brésil, soit en d'autres lieux, nous pouvons établir que son suc est vénéneux, qu'il produit une violente inflammation des muqueuses buccale et gastro-intestinale, et enfin des symptômes très graves du côté des centres nerveux. — Tous les botanistes que j'ai consultés à cet égard et plusieurs médecins m'ont affirmé que cette espèce est très vénéneuse. M. Beaurepaire-Rohan (botaniste brésilien d'origine française) m'a informé que cette plante, fort commune dans la province de Minas, est très dangereuse pour les bœufs et les chevaux.

ACTION. — Le suc, comme il vient d'être dit, est un poison narcotico-âcre. — Les symptômes qu'il détermine sont les suivants : vomissements incoercibles allant jusqu'au vomissement de sang et à l'expulsion de fragments de la muqueuse gastro-œsophagienne, syncope, délire.

ANTIDOTE. — On n'en connaît pas. On a conseillé l'eau fortement gommée et la tisane albumineuse.

ANALYSE CHIMIQUE. — Celles qui ont été faites me paraissent absolument insuffisantes.

La flore du Brésil comprend encore d'autres espèces de ce genre, ainsi :

1 L'*Echites longiflora* (Desf.), vulgairement *Flor de babado* ou

de babeiro ; 2° l'*Ech. alexicaca* (Mart.), vulgairement *Purga do campo* [Purgatif des campagnes], des provinces de Saint-Paul, Minas, Goyas et Matto-Grosso ; — 3° l'*Ech. pastorum* (Mart.) vulgairement *Purga de pastor,* des mêmes provinces ; 4° l'*Ech. cururú* (Mart.), vulg. *Cipó cururú* [liane cururu], du Rio-Negro, et beaucoup d'autres qui ne sont pas considérées comme manifestement vénéneuses. Cependant, je ne serais pas surpris que toutes, si elles étaient employées à haute dose, n'eussent pour effet une sérieuse altération de la santé. Il n'a pas été, que je sache, fait d'expérience à ce sujet.

TRIBU DES PLUMIÉRÉES (LINDL.)

GENRE *Plumieria* (TOURNEF.)

XII. — **Plumeria** ou mieux **Plumieria bicolor** (Ruiz et Pav.) — *Tuapoca,* d'après le Dr Nicolas Moreira.

Bien que je ne trouve mention des propriétés toxiques de cette plante dans aucun des auteurs qui ont étudié la flore du Brésil, je n'hésite pas, sur la foi de mon confrère, le Dr Nicol. Moreira, à l'inscrire ici comme espèce toxique, avec le regret qu'il n'ait pu recueillir à ce sujet des renseignements plus étendus.

XIII. — **Plumieria phagedenica** (Mart.) — *Sebiu-üva* (arbre contre les vers, en langue *tupy*). — Rio-Negro, Pará et Amazones.

On l'emploie à l'interieur comme vermifuge, jusqu'à la dose de 1/8 d'once (Martius). — A dose élevée, elle passe pour être vénéneuse.

XIV. — **Plumieria drastica** (Mart.). — *Tiborna.* — Minas, Bahia, Pernambuco.

Le suc récent, ou l'extrait qu'on en prépare, produisent des effets drastiques ; on les recommande contre les fièvres intermittentes. — Cette plante est vénéneuse, dit le Dr Nic. Moreira.

GENRE *Tabernœmontana* (PLUM.)

XV. — **Tabernœmontana echinata** — (Vell., Aubl.) — *Páo de colhér* [Bois à cuillères]. — Tout le Brésil.

TRIBU DES WILLUGHBÉIÉES (LINDL.)

GENRE *Allamanda* (LINN.)

XVI. — **Allamanda Aubletii** (Pohl.), — **Allamanda cathartica** (Spreng.) — **Orelia grandiflora** (Aubl.) — **Allamanda grandiflora** (Linn.) — *Allamanda.* — Le nord du Brésil.

L'écorce et les feuilles sont cathartiques ; à haute dose, elles déterminent des vomissements. — Le Dr Nic. Moreira signale cette plante comme suspecte. — Le suc, d'après Descourtilz, ne doit être employé qu'*avec grande circonspection*, et l'on doit toujours lui associer un *correctif*, afin de tempérer son action irritante.

FAMILLE DES ASCLÉPIACÉES (LINDL.)

TRIBU DES ASCLÉPIADÉES VRAIES (LINDL.) — GENRE *Asclépias* (LINN.)

XVII. — **Asclepias curassavica** (Linn.) ; peut-être vaudrait-il mieux écrire **curaçavica**, c'est-à-dire **de Curaçao**. *Official da sala* [officier de salle, garçon de service] des provinces de Rio, Saint-Paul, Minas, Sainte-Catherine ; — *Cega olho* [bouche l'œil] à Bahia. Il me souvient, en effet, avoir entendu dire à Bahia que le lait de cette plante, appliqué sur les yeux, faisait perdre la vue : d'où cette dénomination ; — *Herbe à Madame Boivin*, des Antilles, où elle serait appelée ainsi en souvenir d'une créole de Saint-Domingue qui guérissait par ce moyen les Français nouvellement arrivés dans la colonie.

GENRE *Schubertia* (MART. ET ZUCCH.)

XVIII. — **Schubertia multiflora** (Mart.) (?) *Herva da costa* ou *Maria da costa*. — Province de Céara.

Elle est vénéneuse, d'après le Dr Freire Allemaõ, neveu, cité par Th. P. de Sousa Brazil dans son *Enjaio Estatistico*. Cette assertion est confirmée par le Dr Nicol. Moreira, qui la considère comme un poison actif.

XIX. — **Schubertia . . . ?** — Il se pourrait que ce fût la même espèce que la précédente (XVIII), sous un autre nom. — *Angelica de rama* [angélique rameuse], suivant une note du Dr Nic. Moreira. — Le Brésil.

CLASSE DES CROTONINÉES.

FAMILLE DES EUPHORBIACÉES. — TRIBU DES HIPPOMANÉES (LINDL.). — GENRE *Hippomane* (LINN.)

XX. — **Hippomane mancinella** (Linn., Plum.) — **Mancinella venenata** (Tussac.) — *Mancenilha, Arvore da morte* (?) [Arbre de mort] des Amazones. — Je sais qu'on l'appelle ainsi aux Antilles; si, comme on me l'assure, cette dénomination est aussi en usage au Brésil, elle l'est à juste titre. — L'Amérique équatoriale. Au Brésil: provinces de l'Amazone, de Pará, de Maranhaõ. « *Arbor in provinciarum septentrionalium littore haud ita rara*, dit Martius.

Cette espèce redoutable, d'un genre appelé *Hippomane* parce que, dit-on, les chevaux qui mangent les feuilles de ces plantes deviennent furieux (ou plutôt qui se frottent contre ces arbres dont le lait est très caustique) — vient sur les bords de la mer et sur les plages inondées ; on la rencontre dans les terres basses de la côte d'Amérique, dans les marais qui en dépendent et qu'aux Antilles on appelle des *salines*.

XXI. — **Hippomane Brasiliensis.** — *Mappaò* (Dr Nicolas Moreira). — *Mapuan* (Dr Silva, de Rio-de-Janeiro). — Le Brésil.

Voir l'espèce précédente.

XXII. — **Hippomane biglandulosa** (Aubl.) — Les provinces de Pará, Amazones et Rio-Negro.

30 grammes du suc de cette plante suffisent pour tuer un chien de forte taille. Les symptômes de l'empoisonnement sont les suivants : rigidité et contractions tétaniques des membres et du tronc, fixité du regard, dilatation des pupilles; la langue, sèche et livide, pend hors de la bouche ; polyurie, suspension de la respiration, mort.

A l'autopsie, rien de particulier, si ce n'est quelques-uns des signes de la mort par asphyxie ; par exemple, du sang noir dans les artères, etc.

La *Bignonia leucoxylon* passe pour être le contre-poison.

GENRE *Maprounea* (AUBL.)

XXIII. — **Maprounea Brasiliensis** (St.-Hil.) — *Marmeleiro do campo* [Cognassier des champs] — Province de Minas.

On l'emploie à l'intérieur contre l'embarras gastrique. — « Un tel emploi, dit Saint-Hilaire, a droit d'exciter l'étonnement quand on se souvient des propriétés de cette plante, si énergiques, si redoutables pour un estomac sain, et à plus forte raison pour un estomac malade. »

Tous ceux qui connaissent cette plante la signalent comme très dangereuse. Cependant, il n'est pas dit que son usage ait jamais été suivi de mort. Il n'y aurait pas à être surpris qu'elle pût donner lieu à des accidents graves ; car elle appartient à cette tribu dans laquelle on voit figurer le mancenillier et d'autres espèces parfaitement reconnues comme toxiques.

XXIV. — **Jatropha curcas** (Linn.) — **Castiglione lobata** (R. et P.) — **Curcas multifida.** *Pinhaõ de purga* [pignon, amende qui purge], — *Pinhaõ do Paraguay* [Pignon du Paraguay], — *Mundubi-guacù* [Arachide grande, en dialecte *tupy*]. — Tout le Brésil et surtout la province de Sainte-Catherine.

Son huile peut remplacer celle du *Croton-tiglium*. A haute dose, elle produit de graves altérations du tube digestif, altérations qui, plusieurs fois, ont été cause de mort. A dose médicinale, elle est employée comme hydragogue contre les obstructions, les hydropisies.

TRIBU DES CROTONÉES (Juss.)

GENRE *Jatropha* (KUNTH.)

XXV. — **Jatropha manihot** (Linn.), — **Manihot utilissima** (Pohl.) — *Mandióca, Mandiba* ou *Mandüba.* (A Bahia, sous le nom de *Maniba*, on désigne les morceaux de tige coupés pour faire des plantations.) — *Médicinier à cassave,* des Antilles. — Tout le Brésil et les Antilles. — Raynal, contrairement à l'opinion de Colombo, de Drake et d'autres, a prétendu que ce végétal était originaire de l'Afrique et qu'il avait été importé en Amérique par les noirs (1).

« Le suc de la racine de manioc, préparé à chaud, avec addition des fruits du *Capsicum frutescens,* et condensé, constitue le *ticupi* ou *tucupi* (en dialecte *tupy*), sorte de sauce, analogue à la *Soya* des Indes orientales. » (Martius, *ouv. cité*, p. 94.)

D'après le professeur Capanema, certains animaux peuvent manger sans risque la racine de manioc. J'ai moi-même pu me convaincre que les porcs, les lapins et certains rongeurs se nourrissent impunément de cette racine fraîche ; tandis que les chevaux, les bœufs, et les moutons sont atteints, à la suite de l'ingestion de cet aliment d'une tympanite excessive, qui peut amener la mort.

ANALYSE CHIMIQUE. — M. Th. Peckolt, pharmacien à Rio-de-Janeiro, en vue d'une étude sur les substances alimentaires particulières au Brésil, a analysé plus de vingt sortes de racine de manioc. Il a reconnu dans cette racine les substances suivantes :

1° *La sepsycolitine.* « J'ai appelé ainsi, dit-il, — des deux mots grecs σηψις, corruption, fermentation et κωλύτης, arrêt, empêchement, — une substance particulière, contenue dans la racine de manioc, qui possède la propriété, lorsqu'on la mêle à l'albumine de l'œuf, de mettre celle-ci à l'abri de la fermentation pendant plusieurs mois et de la conserver exempte de toute altération. Elle exerce la même puissance de conservation à l'égard d'autres matières albumineuses. Elle determine la transformation du sucre cristallisé en sucre incristallisable, acide lactique et mucilage. *Elle n'est pas vénéneuse.* On l'extrait de préférence des maniocs toxiques, vulgairement appelés *maniocs sauvages.* — Recueillez le liquide qui découle de la pulpe de manioc râpée ou pilée et privée de sa matière amylacée ; évaporez à la vapeur, jusqu'à consistance légèrement sirupeuse ; traitez

(1) L'étymologie du mot suffit à elle seule, me semble-t-il, pour établir l'origine américaine de cette plante. Le premier missionnaire qui a montré à un Indien à préparer la farine de Manioc a dû lui dire : « A présent, mange (*Manduca*). » — D'où on a fait, successivement, *Manduba, Mandiba, Mandioca, Mandioc* et enfin, chez nous, *Manioc.* — Les Brésiliens disent toujours *Mandioca.*

à plusieurs reprises par l'alcool bouillant (à 0,823 de densité) ; privez le liquide de l'alcool par la distillation ; dissolvez le résidu dans de l'eau distillée et traitez par l'acétate neutre de plomb, tant qu'il se produira un précipité. Ce précipité doit être mis de côté, pour servir à la préparation de *l'acide manihotique*. — Filtrez le liquide et traitez-le par l'acétate de plomb tribasique, tant qu'il donnera de précipité ; séparez ce dernier et faites disparaître du liquide filtré toute trace de plomb, au moyen d'un courant de gaz hydrogène sulfuré ; évaporez jusqu'à faible consistance d'extrait et déposez dans un lieu frais, pour laisser cristalliser. Les cristaux, constitués par de la *manihotine* impure, sont retirés du liquide. Mêlez par agitation répétée ce liquide avec de l'alcool anhydre, ajoutez à la dissolution alcoolique de l'éther anhydre et secouez vivement, tant que l'éther se colore ; le résidu insoluble contient encore de la manihotine. Distillez la solution éthérée jusqu'à consistance légèrement sirupeuse ; agitez de nouveau plusieurs fois avec de l'éther, séparez le résidu ; distillez jusqu'à consistance d'extrait. Répétez cette opération jusqu'à ce que l'éther ne donne plus aucun résidu ; la solution éthérée, évaporée dans le vide, jusqu'à consistance de sirop, est la *sepsycolitine*.

« Cette substance est soluble dans l'eau, dans l'alcool et dans l'éther. — On peut la préparer aussi avec les écorces de racine de manioc restées sans emploi, en les mettant immédiatement à digérer dans l'alcool ; dans ce cas on n'obtient pas de manihotine.

« 2° *La manihotine*. Les cristaux impurs obtenus pendant la préparation de la sepsycolitine seront soumis à des cristallisations successives, puis séchés, réduits en poudre et traités à plusieurs reprises par l'alcool bouillant (à 40° cent.), jusqu'à parfaite dissolution. On filtrera à chaud dans un appareil de Plantamour. Par le refroidissement, le liquide laisse déposer la *manihotine*, sous forme d'aiguilles brillantes semblables à celles de la caféine ; on les sépare par la filtration, pour les purifier ensuite et les sécher sur du chlorure de chaux.

« Le Dr Rochleder a fait l'analyse élémentaire de ce corps et a trouvé que sa constitution chimique, $C^{12}H^{14}O^{12}$, était la même que celle de la mannite. Il se peut que cette substance représente un sucre spécial au manioc, bien que possédant des réactions qui diffèrent de celles de la mannite, de même que la dulcine et la phycite, quoique constituées élémentairement comme la mannite, répondent à des réactions différentes.

« La manihotine n'est pas primitivement contenue dans les espèces toxiques de manioc; c'est un produit de la décomposition de certaines substances élémentaires; mais je n'ai encore à donner à ce sujet aucune explication satisfaisante. Si l'on traite les racines de manioc sans recourir à l'eau et uniquement par l'alcool, on n'obtient pas de manihotine, mais seulement de la sepsycolitine, substance qui, en raison de ses réactions, présente une grande analogie avec la gaulthérine, — et de plus, une matière amorphe qui, avec l'émulsion d'amandes douces, développe une forte odeur d'héliotrope; cette matière est en très faible proportion. — L'acide cyanhydrique est, dans ce cas, un produit secondaire de réaction; j'ai fait plus de cinquante analyses de manioc et jamais je n'ai rencontré dans les racines aucun corps analogue à l'amygdaline, bien que les racines fussent, sans aucun retard, arrachées du sol et plongées dans l'alcool. L'acide du manioc ou acide manihotique est aussi un produit de la décomposition de la manihotine. En laissant reposer pendant un jour ou deux l'eau qui provient de la racine râpée, on aura de l'acide manihotique; tandis que cette eau récente donne à peine des traces d'acide cristallisable. Si l'on traite les racines fraîches sans le secours de l'eau et seulement par l'alcool, on n'obtient pas davantage cet acide.

« 3° *L'acide manihotique*. Pour l'obtenir, dissolvez le précipité produit par l'acétate neutre de plomb pendant la préparation de la sepsycolitine, dans une grande proportion d'eau; éliminez le plomb au moyen du gaz hydrogène sulfuré; filtrez et évaporez jusqu'à consistance de sirop; agitez plusieurs fois avec l'alcool anhydre; traitez le liquide alcoolique par l'éther; distillez la solution éthérée jusqu'à consistance de sirop; agitez de nouveau avec l'éther et abandonnez la solution éthérée; l'acide cristallisera par vaporisation spontanée.

« Le principe toxique du manioc sauvage existe à côté de l'acide cyanhydrique (*è juntamente com o acido hydrocyanico*) et constitue une substance volatile, basique et cristalline, qui est contenue dans le lait de la plante et se volatilise à 60° R.; il ne m'a pas été encore possible de l'obtenir en quantité suffisante et à l'état de pureté.

« La formation d'acide prussique dans la racine est trop peu considérable pour que ce soit là le seul élément toxique du végétal. — C'est du *manioc cambraia* que j'ai retiré la plus forte proportion d'acide prussique: 1,000 grammes de racine fraîche de cette espèce donnent 0,192 grammes d'acide prussique anhydre. Le *manioc aypim* est celui qui contient la plus faible proportion: 1,000 grammes de racine fraîche produisent seulement 9 grammes d'acide (Th. Peckolt, *Analyse de Materia medica Brasileira*. Rio-de-Janeiro, 1868, p. 69 et suiv.)

GENRE *Anda* (MARCGR.), — *Johanesia* (VELL.)

XXVI. — **Anda Gomesii** (Juss.), — **Johanesia princeps** (Vell.) — **Anda Brasiliensis** (Radd., Mart. et Ausw.) — *Anda-assú* [*assú*, grand, en dialecte *tupy*] — *Indayassú*, — *Purga de gentio* [Purgatif du sauvage], — *Côco de purga* [noix qui purge], — *Purga dos Paulistas* [Purgatif des gens de Saint-Paul], — *Fructa de arára* [Fruit de l'ara], — *Anda de Gomes*, — *Fructa de cutia* [Fruit de l'agouti.]. — Tout le Brésil.

« Son écorce est vénéneuse; les Indiens s'en servent pour empoisonner le poisson. » (Dr. Nic. Moreira.) — Son action est dite analogue à celle de l'huile de croton. Ce qui est certain pour moi, et je vois le professeur Capanema partager cet avis, c'est que la semence de ce végétal est toxique. Ce dernier ajoute que, privée de son *tegmen*, les effets produits seront beaucoup moins importants.

ACTION. — Voici, d'après les communications de plusieurs médecins quels sont les effets de cette plante : vives douleurs de l'estomac et du ventre, coliques; vomissements, qui peuvent arriver jusqu'à être de sang pur; forte diarrhée et selles fréquentes, avec ténesme très douloureux; pâleur de la face, petitesse du pouls, dyspnée; arrêt des urines, refroidissement des extrémités, surexcitation des facultés intellectuelles, mort.

GENRE *Ophtalmoblapton* (FREIRE ALLEMAÕ.)

XXVII. — **Ophtalmoblapton macrophyllum** (Fr. Allemaõ) (Genre nouveau, voisin des Hippomanes.) — *Mata olho* [tue l'œil]; *Sancta Luzia*, à Maricà (province de Rio-de-Janeiro), — *Cachim*, [pourceau] dans la province de Saint-Paul, — *Grumané*, à Saint-Fidelis. — Dans la province de Minas, on connaît sous le même nom une petite euphorbe, haute d'un pied environ, dont le lait est très caustique. (Ladislas Netto) (1). — Rio-Grande du Sud, San-Francisco, Sainte-Catherine, Rio-de-Janeiro, Saint-Paul.

Il en existe plusieurs espèces. — On croit, dans le peuple, que la fumée de cette plante brûlée rend aveugle. Je tiens d'une personne digne de foi que, dans le Rio-Grande du Sud, on fait brûler à bord des navires le bois de ce végétal et que sa fumée tue les rats, les

(1) M. Ladislas Netto est directeur du Museum de Rio-de-Janeiro.

blattes et tous les animaux qui peuvent se rencontrer dans la cale et les parties profondes du navire.

Voici ce que m'écrit M. Beaurepaire-Rohan : « Le 9 août 1865, en remontant le Jacuhy, dans la province de Rio-Grande du Sud, je vis, sur les bords de la rivière, un arbre, connu dans le pays sous le nom de *mata olho*, parce que sa fumée attaque la vue de ceux qui s'en servent comme combustible. Son suc laiteux est caustique, propriété qui lui est commune avec le *Burra* de l'île Fernando de Noronha. Je n'ai vu cet arbre que de loin; ses fruits sont jaunes. On m'a assuré que ce fruit, lorsqu'il est vert, est un violent poison, tandis que s'il est arrivé à parfaite maturité, les enfants eux-mêmes peuvent le manger impunément. »

M. Capanema a essayé d'étudier le lait du végétal qui nous occupe ; mais,à plusieurs reprises, cet observateur a dû suspendre ses recherches, à cause de l'odeur très forte et nauséeuse qui s'exhalait de ce suc; c'était à ce point qu'il se vit obligé de se mettre, par moments, à la fenêtre pour respirer de l'air pur. Peu après, il vit son visage prendre une teinte rouge intense, les muqueuses qui s'étaient trouvées exposées aux émanations de ce lait étaient fortement injectées et brûlantes. M. Capanema dut renoncer à continuer cette étude.

BIBLIOGRAPHIE. — SAINT-HILAIRE, *Plant. us. du Brésil.*, 54 et 55. FREIRE ALLEMAÕ, *Revista Brazileira*, Rio-de-Jan. 1857.

TRIBU DES HIPPOMANÉES (Müll.)

GENRE *Hura* (LINN.)

XXVIII. — **Ura Brasiliensis** (Vilden.) — *Assacú* ou *Oassacú*, — Le Pará, l'Amazone et le Rio-Negro.

Monteiro Baêna fait mention dans son ouvrage de quelques plantes réputées vénéneuses ; de ce nombre est l'*Assacù*. — Martius la signale comme ichtyotoxique ; il en parle en ces termes :

« *Succus lacteus arboris æquatorialis, ab Indis tanquam anthelminticum et ad inebriandos pices usurpatur.* » (*Systema*, etc., p. 87.)

GENRE *Sapium* (JACQ.)

XXIX. — **Sapium illicifolium** (Wilden.), — *Caxim* (Mart.), —*Caximduba* [*üba*, arbre en dialecte *tupy*]. — Le Pará, les Amazones.

« Arbre dont le suc laiteux est employé comme athelmintique ; il produit des petits fruits, de couleur verte et lactescents ; à l'époque où il les porte, cet arbre est vénéneux. » (Mont. Baêna, *Ensaio corografico sobre a provincia do Pará. Pará*, 1839.)

TRIBU DES PHYLLANTÉES (Lindl.)

GENRE *Phyllantus* (LINN.)

XXX. — **Phyllantus conami** (Sw.) — **Conami Brasiliensi** (Aubl.) — **Phyllantus Brasiliensis** (Lam.) — *Cunambi, Conabi* ou *Conavi* ou *Cunabi, Conawi.* — Le Pará, le Rio-Negro et les provinces septentrionales du Brésil.

Herba odoris virosi, pisces inebriat, nec non ab Indis tanquam diureticum adhibetur infusa propinata. » (Martius, p. 66.) — « Petit arbre, dit Baêna, dont les fruits ressemblent au piment de l'Inde. »

Le suc est vénéneux ; je l'ai donné à des lapins à la dose de 60 grammes ; il survint des évacuations sanguinolentes, des convulsions, et la mort arriva au bout de quelques heures.

GENRE . . . . ? (C'est probablement une Hippomane).

XXXI. — *Burra*, — *Mancenilha* (?). — L'île Fernando de Noronha et sans doute bien d'autres points du Brésil.

Malgré tous mes efforts, il ne m'a pas été possible de tenir en main un spécimen de ce végétal. Voici ce qu'en dit M. Beaurepaire Rohan, dans une notice sur l'île F. de Noronha : « C'est une Euphorbiacée, remarquable par les propriétés caustiques de son suc laiteux : son bois ne peut être employé comme bois à brûler, attendu que la fumée attaque la vue de ceux qui s'en servent pour cet usage. Il suffit d'une goutte de ce lait pour faire une brûlure pareille à celle que l'on produirait avec un charbon ardent. — Les bestiaux souffrent beaucoup au contact de ce terrible végétal ; ces pauvres bêtes sortent des fourrés dans un état pitoyable, et les côtes complètement mises à nu. — Cet arbre ne laisse pas que d'être assez abondant dans l'île, peut-être à cause du danger que courent ceux qui tentent de l'abattre à coups de cognée. Je reconnais combien il serait difficile de détruire absolument cette espèce, cependant il serait temps d'y songer. — Quelques condamnés [nous avons dit que l'île F. de Noronha était un pénitencier] m'ont affirmé que l'on trouvait cet arbre dans les *Sertoés* (1) du nord du Brésil ; mais que dans cette région sa sève ne possède pas les propriétés dangereuses du *Burra* de F. de Noronha. Je suis porté à croire que se sont deux espèces différentes. »

TRIBU DES EUPHORBIÉES. (LINDL.).

GENRE *Euphorbia* (LINN.).

XXXII. — **Euphorbia cotinifolia** (Linn.). — *Ayapana cotonosa*

(1) *Sertaõ*, au pluriel *sertoẽs* : L'intérieur d'un pays sauvage, intérieur des terres, forêts loin des côtes. (Roquette (J. I.), *Dictionn. portugais-français*, Paris, 1856.)

— Cette plante m'a été signalée, sous ce nom, par le Dr. Nicol. Moreira ; mais je ne crois pas que l'*Ayapana* du Brésil soit une *Euphorbia*.

Elle est ichtyotoxique.

Hook., *Exot. Fl.*, 59.

XXXIII. — **Euphorbia . . . . ?** — *Cansansaõ, Cansansaõ de leite* [ortie, ortie laiteuse].

Poison irritant (Dr Nic. Moreira).

J'ai eu l'occasion d'employer cette plante comme topique. C'était dans la province d'Alagoas, à Matta-Grande, ville de l'intérieur, où je me trouvais en 1861, à l'occasion d'une épidémie de choléra. La pharmacie de notre ambulance était fort appauvrie et il fallut songer à trouver sur place des substances médicamenteuses capables de remplacer celles qui nous manquaient. L'euphorbe dont il s'agit fut employée comme rubéfiant, les malades auxquels on appliquait sur les pieds et les jambes, pendant la période d'algidité, des feuilles de *cansansaõ de leite* en ressentirent un bon effet et, chez quelques-uns, il s'est produit peu de temps après, une réaction franche. — L'infusion de ces mêmes feuilles aurait-elle déterminé une action analogue? Il est probable que non. — Les racines de cette espèce passent pour être diurétiques.

Une plante figurée dans Pison (*Historiæ plantarum*, liv. II, p. 79) et décrite comme suit par cet auteur, me paraît être exactement l'euphorbe dont il est ici question: « *Frutex quoque hic nascitur (cujus nomen auctor non prodidit) pungens et urens ; caule lignoso subtilibus spinulis albis munito atque in multos ramos dispersè assurgit. Folia fert inordinatè posita in pediculis tres digitos longis ; quod libet in tres lacinias divisum, subtilibus pilis vestitum et in ambitu inæqualiter exsectum. Tactum urit ac pungit vehementer Fert flosculos similes floribus Lychnidis sylvestris à Car. Clusio descriptæ, quinque foliolis constantes, coloris prorsùs nivei.* »

GENRE *Croton*.

XXXIV. — **Croton perdiceps** (St. Hil.) — *Croton antisyphiliticus* (Mart.) — *Pé de perdiz* [pied de perdrix], — *Alcanfora* [camphre] dans le bassin du Rio San-Francisco, — *Herva mular* [herbe aux mules] — *Carraleira* [*Curral*, parc aux bestiaux, où cette plante se rencontre souvent], dans la province de Saint-Paul.

Bien que cette espèce ne soit pas absolument toxique, on fera sagement de ne pas l'employer à la légère. En général, il faut se méfier des espèces végétales qui, à faible dose, agissent comme hémétiques ou sont de violents drastiques. — Pour ce qui est de celle-ci je puis au moins affirmer qu'elle est toxique pour les porcs.

XXXV. — **Croton campestris** (St. Hil.) *Velama do campo.* — Saint-Paul, *Sertaõ* de Alagoas, Pernambuco, Bahia.

Dans la ville de *Paõ de Assucar* [pain de sucre], (province de Alagoas), où elle est très employée comme antisyphilitique, il m'a été rapporté deux faits d'empoisonnement par cette plante. Je n'oserais affirmer cependant qu'elle soit absolument toxique.

Classe des légumineuses.

FAMILLE DES PAPILLIONACÉES.

TRIBU DES PHASÉLÉOES. — GENRE *Abrus* (RICH.).

Espèce unique, *Precatorius* (*Dict. d'Hist. nat.*)

XXXVI. — **Abrus precatorius** (Linn.). — **Abrus frutex** (Rumph). « Je crois, sans cependant pouvoir l'affirmer, que cette plante est celle qui est connue sous le nom vulgaire de *Assacú rana.* C'est du moins cette dernière que j'ai plantée dans ma propriété de Sept-Pons. Ses graines servent de jetons à jouer. » (Beaurepaire-Rohan.) — *Giquiriti,* — *Geriquiti,* — *Juriquiti* dans la province de Céara. — *Tento dos mudos* [jeton des muets] à Rio-de-Janeiro, — *Alcansus* des Antilles. — *Olha de pombo* [jeux de pigeon] à Bahia. — *Arvoiro,* — *Assacú-mirim* [*mirim* petit en dialecte *tupy*] — *Assacú-rana* [*rana*, faux, *pseudo* dans le même dialecte]. — Les provinces du nord, ou mieux encore, tout le Brésil; car j'ai vu cette plante dans la province de Rio-Grande du sud, et elle est commune dans le Pará.

D'après ce qui précède, il ne serait guère permis de considérer cette plante comme toxique et de la signaler comme telle. Cependant un botaniste brésilien très consciencieux, feu le Dr Freire Allemaõ, neveu, considère ses graines comme très vénéneuses. Il les classe au nombre des poisons convulsifs et stupéfiants. — Nicol. Moreira dit de son côté que ces graines sont positivement narcotiques.

Il est infiniment probable que, si les naturalistes qui ont étudié cette plante aux Antilles, dans l'Inde, en Afrique, etc., ne l'ont pas reconnue toxique, c'est que leur attention s'est portée sur toutes les parties de la plante, à l'exception des graines.

SOUS-TRIBU DES ÉRYTHRINÉES.

GENRE *Érythrina.*

XXXVII. — Deux espèces particulièrement remarquables, ce sont les seules que nous avons à étudier : 1° **Érythrina cristagalli** (Linn.) 2° **Éryth. corallodendron** (Linn.) — *Muruirgie* à Bahia, — *Mulungú*, — *Sanandú* à l'intérieur et au delà de la *serra* de Nouveau Fribourg ; — *Sanandúva* à Saint-Paul : c'est d'après M. Capanema, une autre espèce du même genre.

L'extrait obtenu de l'écorce est un hypnotique puissant. D'après des renseignements fournis par le Dr Corrêa de Azevedo et par M. Paula Fonseca, professeur de pathologie interne à la faculté de Roi de Janeiro, j'apprends qu'il est d'usage vulgaire dans la province de Minas et dans celle de Rio de Janeiro, de faire des applications d'Erythrine dans les maladies, lorsqu'on veut procurer au malade un sommeil paisible et réparateur.

J'ai eu l'occasion de faire moi-même des expériences qui ont parfaitement confirmé les informations de ces honorés confrères. Un chien de taille ordinaire, auquel j'ai fait prendre 10 centigrammes d'extrait aqueux de cette plante, a dormi 18 heures ; pendant les 12 premières heures, il paraissait comme privé de toute sensibilité ; dans les heures qui suivirent, il se produisit un vomissement. — Une autre fois, voulant savoir si cette plante était réellement toxique, j'ai fait prendre au même chien 50 centigrammes d'extrait. L'animal est mort, mais il ne m'est pas possible d'affirmer que ce soit par le fait de l'extrait absorbé. Retenu par d'autres obligations, je ne pus me rendre là où le chien était enfermé ; un domestique noir que j'avais chargé de le garder me dit qu'après m'avoir attendu douze heures il avait fait enfouir l'animal.

« Ses semences sont vénéneuses », écrit le Dr Fr. Allemaõ, neveu ; et il classe la plante (sans raison suffisante, à mon avis) parmi les agents convulsifs-stupéfiants. Pour moi, bien que je n'aie pu constater la série entière des symptômes exprimés par les animaux sur lesquels j'ai essayé l'extrait d'Erythrine, il est constant que, pendant les huit premières heures qui ont suivi l'ingestion de cette substance, je n'ai eu à noter aucun symptôme convulsif. — J'ai fait des essais analogues sur six autres chiens, non pas à dose toxique, mais pour me faire une opinion sur la dose de médicament que je pouvais prescrire à un malade confié à mes soins, et jamais non plus je n'ai observé de troubles de cette nature. Il est vrai que l'action de mon extrait et celle des semences peuvent ne pas être identiques ; c'est un point à élucider.

GENRE *Mucuna*. (ADANS.)

XXXVIII. — **Mucuna pruriens** (de Cand.), **Dolichos pruriens** (Humboldt), — **Dolichos mucuna** (?), — C'est à tort, me semble-t-il que M. Mamédé, pharmacien à Céara (V. l'*Ensaio estatistico* de Sousa Brazil. p. 175, note 8) détermine cette espèce : « Dioclée grimpante ; elle produit une gousse volumineuse qui contient les semences, etc. »

Mucuna, — *mucunan*, — *Pó de mico* [poudre de singe], — *Olho de Burro* [œil de bourrique], — *Cabeça de frade* [tête de moine], à Bahia.

Cette plante se rencontre dans les bois et sur les terrains incultes. Le dolic à poils cuisants, dit Descourtilz, n'agit pas seulement mécaniquement, mais il sort de chaque poil une liqueur particulière, caustique, que la pointe de ce duvet inocule.

Pison dit qu'il inscrit les plantes de ce genre au nombre des plantes vénéneuses, parce que, d'après les informations qu'il a recueillies et tout compte fait, leurs effets dangereux dépassent les effets utiles : « *Cum ad examen revocarem eximias has et undiquàque luxuriantes herbas et arbores fabiferas* « *Macuná* » *dictas, dabitavi, noxiarumne an proficuarum plantarum catalogo adscriberem, quem illarum lobi utriusque qualitatis participent ; attamen, cum mihi aliisque rei medica peritis plus indè mali quam boni hactemus redundarit, venenatis inserere malui.* » (*Ouv. cité*, liv. V, p. 306.)

Cet auteur appelle l'attention sur deux variétés : 1° La *Mucuna guacú* [*guacú* ou *assú*, grand, dans les deux dialectes *tupy* et *guarany*], qui produit une grosse gousse couverte de poils durs et soyeux ; il dit que ses semences sont vénéneuses, mais que si l'on prend soin de les faire macérer dans l'eau elles perdent leur propriétés toxiques : « *si in aquâ macerentur, vim noxiam ex parte deponunt.* » 2° Celle dont il est ici question.

Les semences de *Mucuna*, suivant Pison, sont comestibles. M. Mamédé (de Céara) ne l'admet que dans une certaine mesure, et encore ne serait-ce pas sans danger que l'homme ferait de cet aliment sa nourriture habituelle. « En temps de disette, dit-il, les pauvres gens mangent cette fève, après l'avoir lavée à grande eau, et aussi la racine de la plante, qui ressemble à celle du manioc ; mais, quelques soins qu'ils prennent, tôt ou tard se manifestent des effets toxiques propres à ce végétal, à savoir : œdème généralisé, pâleur, imbécillité, anémie profonde et anasarque. »

Lindley parle de cette plante, mais sans lui attribuer de propriétés toxiques. « Une forte infusion, dit-il, de racine de *Mucuna pruriens*, édulcorée avec du miel, est employée dans l'Inde, par les médecins indigènes, comme remède contre le choléra. (*Ouv. cité*, p. 548). — Au Brésil, cette plante est réputée anti-asthmatique.

BIBLIOGRAPHIE. — RHEEDE, *Hort. malab.* VIII, 35. — WIGHT, *Illustr. in Hooker*, 13. — Bot. regist. XXIV, 18. — JACQ., *Histor. stirp. améric.*, 188. — DESCOURT. *Antilles*, I, 49.

SOUS-TRIBU DES GLYCINÉES. (LINDL.)

GENRE *Stenolobium*. (BENTH.)

XXXIX. — **Stenolobium velutinum.** — Serait-ce le *Stenol. tomentosum* de Bentham? — *Cipó de macaco* [liane de singe], d'après les notes du Dr Nicol. Moreira.

Il y a deux genres *Stenolobium* : un de Bentham, auquel appartient l'espèce dont il s'agit ici ; l'autre de Don et qui fait partie de la famille des Bignonacées.

D'après les indications du Dr Nicol. Moreira, cette plante est toxique ou du moins suspecte.

J'hésite beaucoup sur la place à donner à cette espèce que je n'ai jamais rencontrée et sur laquelle les renseignements font défaut. — Hooker dit qu'il existe dans l'Amérique australe quatre espèces de ce genre.

TRIBU DES DALBERGIADÉES. (LINDL. ET BENTH.)

GENRE *Machœrium*. (PERS.)

XL. — **Machœrium.** — *Pás de mocó* [bois de *mocó* ; on appelle *mocó* un petit rongeur de la faune brésilienne ; il fait la guerre aux rats]. — Céara et les provinces du nord du Brésil.

Cet arbre croit dans les endroits pierreux et ne perd jamais son feuillage, qui, même pendant la saison sèche, reste toujours vert. — Sa racine est tuberculeuse. Les rameaux produisent, lorsqu'on les brûle, une fumée qui ôte la vue aux personnes exposées à son action. (Mamédé.)

Stendel inscrit au nombre des *Machorium* la *Nissobia* (Spreng.) et le *Goncesium* (de Cand.).

TRIBU DES GEOFROYÉES (RICH.)

GENRE *Andira* (LAUC.), *Geofroyea* ou *Geofrœa* (JACQ.)

XLI. — **Andira anthelmintica** (Benth.), — **Lumbricidia anthelucia** (Vell.), — **Andira spinulosa** (Mart. et Benth.), — **Andira vermifuga** (Mart.), — **Geofroyea vermifuga** (St.-Hil.). — *Angelim, Angelim amargoso* [ang. amer], *Aracuy, Angali* (Mart.) — Le nord et le centre du Brésil.

Pison dit au sujet de ce végétal : *Andira, Valgo.*

Il existe aussi, au Brésil, une *Andira rosea*, appelée vulgairement *Ibaïrabá, — Andüra, — Obaja-mirim.*

BIBLIOGRAPHIE. — PISON, *Bras,* 175. — FREIRE ALLEMAÕ, *Varias Memorias.* — MART. ET BENTHAM, *Brasil.*

TRIBU DES LOTÉES.

SOUS-TRIBU DES GALÉGÉES. — GENRE *Tephrosia.* (PERS.)

XLII. — **Tephrosia toxicaria** (Tuss.) — *Tinguí de Cayena.* [Tingui de Cayenne. — Par ce mot *Tingui* on entend, au Brésil, toute substance végétale qui, jetée dans une rivière, empoisonne le poisson]. — *Anil brabo.* [Anil sauvage. — L'*anil* est une plante de l'Amérique et de l'Inde, de laquelle on retire l'indigo]. — Provinces de Céara, de Para et des Amazones.

Cette plante, d'après certains botanistes, a été importée d'Afrique aux Antilles. — Les noirs et les Indiens s'en servent très fréquemment pour empoisonner les cours d'eau [opération que l'on appelle *Tinguijar,* jeter le tingui, tuer par le tingui. *Voy. plus loin*, p. 67]. Le poisson pris par ce moyen, peut être mangé sans crainte ; des personnes dignes de foi assurent qu'il n'a jamais donné lieu à aucun accident.

Ses propriétés toxiques sont dénoncées par Descourtilz : « Les noirs infidèles à leurs maîtres exercent contre eux une vengeance inhumaine, en versant dans les mets qu'ils leur ont préparés le suc vénéneux de la téphrose.

L'effet du suc mortifère de la téphrose est plus prompt s'il est injecté dans les veines, ou mis en contact avec le tissu cellulaire souscutané de la partie interne de la cuisse. Il agit promptement sur le système nerveux par sa vertu stupéfiante. » (T. III, p. 149.)

Les symptômes de cet empoisonnement sont donnés par le même auteur : ardeur et spasme de l'œsophage, de l'estomac et de l'intestin , ventre ballonné ; somnolence ; frisson ; rire sardonique, sueurs froides et visqueuses, syncopes fréquentes, symptômes nerveux.

BIBLIOGRAPHIE. — TUSSAC, *Antilles,* I, 20. — DESCOURT., *Ant.*, III, pl. 183.

TRIBU DES PHASÉOLÉES.

SOUS-TRIBU DES CLITORIADÉES. — GENRE *Clitoria* (LINN.).

XLIII. — **Clitoria fluminensis** (Vell.), — **Centrosema Plumieri** (Benth.) — *Clitoria, — Pomba de moça* [valva muliebris], dans quelques localités.

Cette plante est vénéneuse, au témoignage de Martius : « *Inter herbas venenosas adduco* », dit-il à son sujet.

GENRE *Neurocarpum* (DESR.).

XLIV. — **Neurocarpum longifolium** (Mart.) — *Potério de folha comprida* [pimprenelle à feuille grande].

Martius signale cette espèce comme vénéneuse, ainsi que les espèces suivantes : *Neuroc. frigidulum* (Mart.), *N. cajanifolium* (Presl.) — *N. elypticum* (Desr.).

Dans le genre *Leptolobium*, Nicol. Moreira nous indique comme toxique, sans l'affirmer cependant, l'espèce *Leptolob. elegans* (Voy.) de la province de Saint-Paul, connue vulgairement sous le nom de *Perhobina do campo ;* d'autres auteurs sont plus affirmatifs, mais sans preuves suffisantes.

GENRE *Pachyrrhysus* (RICH.).

XLV. — **Pachyrrhysus augulatus** (Rich.). — *Jacatupé.* Panama, Saint-Paul, Minas.

C'est une plante grimpante, à feuilles très entières, présentant une grosse racine bulbeuse, qui contient une forte proportion d'amidon. — Si l'on en croit le dire des indigènes et des gens du peuple, ses feuilles sont très vénéneuses, et les semences encore davantage, on s'en sert contre les rats.

M. Peckolt constate cette propriété et assure, d'après des analyses faites par lui, que les semences de cette plante sont un très bon aliment pour les animaux. — Nicol. Moreira n'est pas convaincu de leur innocuité et en appelle à de nouvelles analyses.

A l'Exposition de Vienne (1873), divers exposants des provinces de Rio de Janeiro et du Panama ont présenté quelques spécimens de fécule provenant du bulbe de *Jacatupé*. Elle a été trouvée excellente au goût et pouvant suppléer dans les usages économiques les autres fécules, par exemple, celle de tapioca. Si donc, cette plante est toxique, ce ne peut être par sa racine bulbeuse.

L'analyse des semences et des racines a donné à M. Peckolt :

Pour 1.000 grammes de semences fraîches :

Huile grasse	264 gr.	55
Albumine, légumine, etc.	297	69
Amidon	25	15
Matière sucrée, dextrine, sels, etc	160	66
Fibre végétale	45	43
Eau	206	52

Pour 1,000 grammes de racine bulbeuse :

Matière grasse	0 gr.	90
— albumineuse	2	40
— extractive azotée	10	78
— — sucrée	22	59
Amidon	65	01
Jacutupine (glycoside cristallisée)	0	67
Acide jacutupinique cristallisé	0	20
Acides organiques, substances pectineuses, dextrine, magnésie, etc.	16	24
Fibre végétale et eau	881	21

BIBLIOGRAPHIE. — RUMPH., *Amb.*, V, 132, fig. 1.

TRIBU DES ACACIÉES.

GENRE *Mimosa* (LINN.). — *Acacia* (Willd.). — SOUS-GENRE *Valechia* (Benth. et Hoock.)

XLVI. — **Mimosa farnesiana** (Linn.), — **Acacia farnesiana** (Willd.), — **Vachelia farnesiana** (Wall., Benth. et Hook.), — *Cronha criz, Espongeira.*

On la dit généralement originaire de l'Inde, suivant d'autres, d'Égypte.

Cependant, certains faits observés dans ces derniers temps, paraissent démontrer que cette espèce possède au Brésil, du moins, des propriétés toxiques. C'est ainsi que le Dr Freire Allemaõ nous apprend que ses semences sont vénéneuses et qu'on les emploie en Céara, pour empoisonner les chiens, à l'effet d'empêcher la propagation de l'hydrophobie. — M. Capanema confirme cette assertion et ajoute que la racine de cette même plante en est réputée le contre-poison ; diverses autres légumineuses, telles que la jurema (*Acac. jurema*), par exemple, passent aussi pour antidotes de ce poison.

ANALYSE CHIMIQUE. — Le fruit, la tige et d'autres parties non toxiques de la plante ont été analysées ; mais il n'est pas à ma connaissance que l'analyse des semences, seules vénéneuses, comme il vient d'être dit, ait jamais été faite.

GENRE *Acacia*.

XLVII. — **Acacia angico** est un stryphnodendron (Mart.). — **Mimosa Cochleacarpus** (B. A. Gomes). — **Mimosa daga** (Vell.). — *Angico* de Rio Grande du Sud. — *Brincos de Sahoïm* [boucles d'oreilles de Ouistiti], — *Avaremotemo, Avaremotem* de Minas et de Bahia. — Sous ces diverses dénominations, on a confondu deux plantes appartenant à des genres différents. L'*angico* de Rio Grande du Sud, de Saint-Paul, de Rio de Janeiro est bien l'*Acacia angico.*

Quant à l'espèce dite *Brincos de Sahoïm, Angico* de Minas et de Bahia (?), *Avaremotemo*, elle n'est autre que le *Pithecolloleium gummiferum* de Martius ou *Pithecoll. avaremotemum*, d'autres auteurs.

GENRE *Stryphnodendron* (MART.), *Acacia* (WILL.), *Mimosa* (LINN.).

XLVIII. — **Stryphnodendron barbatimaô** (Mart.). — **Acacia adstringens** (Réise). — **Mimosa Barba de timam** (Vell.). — *Barbatimaõ*. — Le nord et mieux tout le Brésil. — Les semences sont vénéneuses.

GENRE *Mimosa* (LINN.).

XLVIX. — **Mimosa pudica** (Linn.), — **Mimosa pudibunda** (Willd.). — *Sensitiva, malicia de mulheæ* [malice de femme]. — Tout le Brésil.

Cette plante, que beaucoup d'auteurs ne considèrent pas comme toxique, était déjà, au temps de Pison (XVIIe siècle), notée parmi les espèces les plus dangereuses. C'est à ce point que cet auteur intitule le livre V de son histoire naturelle médicale : *De noxiis et venenis vegetabilibus ac sensitivis, atque corum antidotis.* — Dans ce même chapitre (p. 304), il désigne cette *Mimosa* sous le nom de *Caáco* [en dialecte indien, *Caá* veut dire *herbe*] et s'exprime ainsi à son sujet : « *Primò quidem, folia in pulverem redacta, ex exiguà quantitate aliquoties exhibita, clam exitium hominibus inferunt, pecoribus alimentalia existunt. — Secundò, radices earum non minùs tutum prestant antidotum, quàm folia pernicioso turgent veneno, si multùm et sæpè in usum adhibeatur, ut liceat dicere vulneratis : qui mihi vulnera fecit, solus Achilles tollere more potest.* »

Suivant Nicol. Moreira, une poignée de feuilles de sensitive et le huitième de la même quantité de racines de cette plante constituent un bon purgatif, et il cite Serpa, d'après lequel, avec le suc de la plante, à la dose d'une tasse, on a un violent poison, dont l'antidote est la racine de la plante elle-même.

BIBLIOGRAPHIE. — *Gaert, Carp.*, 155. — LAM., *Encyclop.*, 846. — *Andr., Rep.*, VIII, 544. — *Diction. des Sciences nat.*, V, 327. — *Bot. Reg.*, XI, 941. — *Spachsuite*, 1.

GENRE *Acacia* (WILLD.).

L. — **Acacia Jurema** (Mart. et Reise.). — *Jurema, Geremma, Jerema.* — Nord du Brésil et province de Minas.

Les semences et même toute la plante passent pour être vénéneuses, à l'exception des racines, qui en seraient au contraire le contre-poison.

Les *pagès* ou sorciers indiens se servent de cette plante pour enivrer les gens et donnent créance à leur pouvoir magique. L'ivresse par le *jurema* s'accompagne, dit-on, de rêves étranges et pleins de charme. Dans le nord du Brésil, on voit non seulement des Indiens, mais des personnes civilisées se livrer habituellement à ce genre d'ivresse. L'action de cette mimosée est donc analogue à celle de l'opium ou plutôt à celle du haschich. (Capanema.)

FAMILLES DES CŒSALPINACÉES.

GENRE *Enterolobium* (MART.).

LI. — **Enterolobium jamboril** (Mart.). — *Timbó-üba, timbó-üva* [arbre du *timbó*, en dialecte guarancy *timbó* est le synonyme du mot *tinguy*, dont le sens a été donné plus haut (*voir* p. 53)]. *Tamboril* [Tambourin] et, par corruption, *jamboril*. — Tout le Brésil; se trouve en quantité sur les plages de la province de Céara.

Le tamboril passe pour être toxique, dit M. Capanema. L'écorce est ichthyotoxique.

Dans ce genre sont comprises, d'après les indications de Stendel (*Nomenclator. botanic.*), les espèces suivantes : *Enterol. glaucescens*, — *Mimosa contortisiliqua*, — *Enterolobium monjólo* ou *Mimosa monjôlo*.

Il importe de faire remarquer que cette dénomination de *Monjólo* s'applique chez nous à une autre plante, au *Mimosa quadrangularis*.

Peut-être serait-ce ici le cas de parler d'une autre espèce, de la tribu des Galégées, le *Lonchocarpus Peckolti-Wawra* (?), vulgairement *Timbó da Botica*, — *Timbó boticario* [timbo des pharmacies]. Mais comme sous le nom de *Timbó*, on comprend diverses autres plantes, il sera question de celle-ci plus loin, afin de bien la différencier d'avec celles auxquelles est attribuée cette dénomination commune.

BIBLIOGRAPHIE. — BENTH. ET HOOKER, I, 2e partie, p. 598.

TRIBU DES LEPTOLOBIADÉES.

GENRE *Leptolobium* (BENTH. ET VOG.).

LII. — **Leptolobium arboreum** ? — *Mil homens* [mille hommes] des provinces du nord. Dans la province de Rio, ce nom de *Mil homens* appartient à une Aristolochiacée. — Il parait qu'elle est originaire des provinces du Nord, mais je n'ai pas de renseignements suffisants à cet égard.

Cette plante est réputée comme toxique, d'après les renseignements donnés par le Dr Nicol. Moreira.

Le *Leptolobium* de Vogel forme aujourd'hui, d'après Bentham, le genre *Sweetia* de Sprengel (Benth. et Hooker, *Genera plant.*, p. 559). Ce *Leptolobium* de Vogel me paraît être celui du Brésil, tandis que Bentham et Hooker indiquent un *Leptolobium* qui est originaire de l'Asie et de l'Australie.

GENRE *Tipuana* (BENTH.).

LIII. — **Tipuana speciosa** (Benth.). — *Tipuana,* d'après Nicol. Moreira. — Tout le Brésil.

L'écorce des racines est toxique.

Classe des Æsculinées (DUCH.).

FAMILLE DES SAPINDACÉES (JUSS.).

TRIBU DES SAPINDÉES (LINDL.). — GENRE *Paullinia* (LINN.).

LIV. — **Paullinia pinnata** (Linn.). — **Paullinia cururù** (Schumacher). — **Cururù scandens triphylla** (Plum. ; *Gen.* 34, *planche* III, *fig.* 2). — **Paullinia foliis ternatis, petiolis marginatis** (Jacq.). — *Cururú apó* (Pison, *liv.* V, *p.* 250), — *Timbó,* — *Timbó-cipó* [timbo-liane] : ces deux dernières dénominations sont considérées comme parfaitement équivalentes ; cependant, pour quelques-uns, les mots *timbó et timbó-cipó* s'appliquent à des variétés d'une même espèce. Martius les emploie comme synonymes.

Comme il a été dit plus haut, sous cette désignation *Timbó*, sont comprises diverses plantes, de familles fort différentes : ainsi la *Serjania cuspidata* (St-Hil.), qui est le *Timbó de peixe* [T. des poissons] ; le *Lonchocarpus Peckolti- Wawra* ou *Timbó de boticario*, etc.

C'est aux semences de la plante que les pêcheurs s'adressent de préférence pour empoisonner les eaux. Ils commencent par les écraser et en font ensuite une pâte, en les pétrissant avec de la farine de mil (*moussa* des Indiens) ou de manioc. — Prises à dose élevée, ces semences produisent des effets analogues à ceux du *Stramonium*.

Les sauvages de la Guyane trempent la pointe de leurs flèches dans le suc vénéneux de cette plante, et les blessures qu'elles font sont mortelles, suivant ce que dit Descourtilz.

Toutes les espèces du genre *Paullinia* sont vénéneuses ; mais celle qui nous occupe est, dit-on, plus dangereuse entre toutes. L'écorce, les feuilles et le fruit abondent en une substance narcotico-âcre, qui, portée dans le tube digestif, agit comme un poison énergique, dont l'action s'exerce particulièrement sur les reins et le cerveau. Les noirs préparent avec cette substance un poison qui ne manifeste ses effets que très lentement, mais à coup sûr. (Martius.)

Baêna mentionne diverses espèces de *Timbós ;* ainsi, le *Timbó-assú* [*assú*, grand], le *Timbó-hi* [Timbo de l'eau ?], le *Timbó-titica* [Timbó-*stercus*], qui toutes sont fournies par des plantes grimpantes, lesquelles ne sont autres, suivant M. Beaurepaire-Rohan, que des *Paullinias.* — D'ailleurs, toutes ces espèces sont vénéneuses et on les emploie dans tout le Brésil pour empoisonner les eaux. — Baêna cite encore un *Timbó de capoeira* [T. des petits bois] dont la racine, dit-il, est toxique ; il ajoute : « C'est un petit arbuste à feuille cendrée ; je ne sais s'il est classé. »

Avec M. Beaurepaire-Rohan, je crois que les Sapindacées vénéneuses du Brésil, sont : la *Paullinia pinnata* (Linn.); la *Paullinia cururú*, dont le suc sert à empoisonner les flèches des sauvages ; et la *Serjania lethalis*, dont la fleur contient un principe narcotique, qui rend dangereux le miel fabriqué par l'abeille *Exú* ou *Enxú* (*Chartegus Brasiliensis.*)

Action toxique. — « Les malades éprouvent des étourdissements, des vertiges, une ivresse d'abord gaie et remplacée bientôt par un délire frénétique ; ils deviennent furieux, menacent, frappent ceux qui les environnent, puis tombent dans un affaissement, suivi d'un écoulement involontaire d'urine et de matières fécales, de convulsions et de la mort. » (Descourtilz, t. III, p. 141.)

APRÈS DESSICCATION, on trouve dans 100 grammes de :	Enveloppes des Semences	Semences décortiquées	Semences avec leurs enveloppes	Pâte de Guarana
Caféine	2,443	4,813	3,908	4,288
Huile de couleur jaune	»	2,296	»	2,950
Résine molle verdâtre	0,489	»	»	»
Résine rouge	0,192	4,000	»	7,800
Substance de nature résineuse	»	3,536	»	0,372
Matière extractive azotée	»	1,727	»	»
Principe colorant rouge	0,024	1,050	»	1,520
Principo amer amorphe	»	0,080	»	0,050
Saponine	»	»	»	0,060
Acide de Guarana	»	0,134	»	»
Acide gallique	»	0,017	»	»
Acide guarano-tannique	4,145	8,516	»	5,902
Acide pyro-guarano-tannique	»	»	»	2,750
Matière albumineuse	»	2,377	»	»
Amidon	»	5,495	»	9,350
Glycose	1,323	0,546	»	0,777
Pectrine, acide malique, mucilage, dextrine, sels, etc.	1,557	8,944	»	7,407
Fibre végétaie	84,682	51,830	»	49,126
Eau	4,145	8,988	»	7,650
Cendres fournies par 100 grammes de substance desséchée.	10,191	1,704	»	2,600

ON TROUVE dans 100 grammes de cendres provenant de :	Semences avec leurs enveloppes	Pâte de Guarana
Acide carbonique	18,630	23,287
Chlore	6,617	0,712
Acide sulfurique	8,904	6,013
Acide phosphorique	4,917	5,122
Oxyde de fer	1,370	0,547
Alumine	1,062	0.821
Chaux	4,480	4,520
Magnésie	3,630	5,068
Potasse	1,870	2,712
Soude	15,479	16,438

Le professeur Réveil dit que les semences de cette plante sont stupéfiantes (*Médic. nouv.*, p. 124).

Analyse chimique. — Aux Antilles, des analyses très incomplètes ont permis de reconnaître dans la *Paullinia pinnata* un principe extractif, amer, gommo-résineux, comparable à celui de l'opium, et un alcali végétal d'une odeur empyreumatique, volatil (Descourtilz). — Nous donnons ici les résultats qu'a fournis à M. Th. Peckolt, l'analyse du *Paullinia sorbilis* ou *Guarana*, plante du même genre que celle dont il s'agit ; de cette analyse, on pourra déduire, jusqu'à un certain point, la composition chimique de cette dernière.

« La comparaison de ces résultats fait voir que la caféine de la pâte provient des semences; quant à cette pâte, elle paraît constituée par les semences et la farine de manioc mélangées ensembles. En effet, j'ai trouvé, par l'examen microscopique, des granules d'amidon différent de ceux des semences et complètement semblables à ceux du *mandioca assú*. Malheureusement la quantité de semences mise à ma disposition était si faible, qu'il ne m'a pas été possible de faire plus de deux analyses. » (Peckolt, *Ouv. cité*, p. 61.)

Outre la *Paullinia* dont nous venons de nous occuper, la Flore brésilienne compte encore : 1° la *Paullinia cururú*, dont l'écorce sert à préparer, d'après ce que dit Baêna, le poison des flèches. Mais, objecte M. Beaurepaire-Rohan, l'espèce dont parle Baêna, est-elle bien le *Paullinia cururú ?* Il est difficile de rien affirmer, puisque le même auteur ajoute que diverses autres plantes entrent encore dans la composition de ce poison ; — 2° La *Paullinia grandiflora* (St-Hil.) ou *Turari* des Indiens, au sujet de laquelle Martius dit, après avoir établi les propriétés toxiques de la *Paullinia pinnata: Vires eœdem ac præcedentis* (*Ouv. cité*, p. 73). En effet, elle a été reconnue aussi dangereuse que la plus active des plantes de ce genre ; — 3° Les *Paullinias elegans*, *rubiginosa*, *micrantha*, *meliæfolia*, *sericea*, *australis*, *thalictrifolia*, *carpopodea*, *affinis*, *multiflora*, et quelques autres qui sont probablement toxiques, mais à un moindre degré que les précédentes.

Bibliographie. — Toutes ces espèces se trouvent décrites dans l'ouvrage de Saint-Hilaire : *Flora Brasiliæ meridionalis*. — Au sujet de la *Paullinia pinnata*, voyez : Gaert., *Carp.*, 79. — Lam., *Encyclopédie*, 318. — Descourt., *Anat.*, III, 118. — Plum., *Gen.*, 111. — Linn., *Spec. plant.*, 524. — Pison, *Brasil.*, liv. IV, 250.

genre *Serjania* (Plum.).

LV. — **Serjania cuspidata** (St-Hil.). — *Timbó de peixe* [Timbó des poissons]. — Tout le nord du Brésil, et de plus les provinces de Rio de Janeiro, Rio Grande du Sud et Sainte-Catherine.

Toutes les personnes auprès desquelles j'ai pu me renseigner ont été unanimes pour me la signaler comme espèce toxique ; à la vérité, aucune n'a pu me faire connaître un seul cas de mort occasionné positivement par l'usage de cette plante. — Il n'est pas douteux qu'elle soit toxique pour les poissons.

Analyse chimique. — M. Th. Peckolt indique comme suit le résultat de ses recherches, au sujet de cette espèce : « La plante fraîche fournit par la distillation une huile essentielle à odeur musquée et un principe *sui generis*, volatil, à effet narcotique, et que l'on peut obtenir par le même procédé que celui qui donne la coniine ; ses vapeurs odorantes à elles seules déterminent des effets toxiques. Ce principe spécial, je l'ai appelé *Ichthyotonine* (poison des poissons). De 10 kilogrammes d'herbe fraîche, je n'ai retiré que 100 grammes d'alcaloïde et 10 grammes d'huile essentielle. Celle-ci a une odeur particulière, nullement désagréable et pourrait être employée aux usages de la parfumerie. Sa pesanteur spécifique est de +13° C = 0,918. La *Serjania cuspidata* donne, en outre, une matière colorante d'un beau rouge, qui serait utile pour la peinture à l'aquarelle. (L'analyse n'est pas encore terminée.)

« De 1,000 grammes de feuilles fraîches, j'ai obtenu, jusqu'à présent :

Huile essentielle	1,013
Ichthyotonine	0,010
Acide organique cristallisé (*acide serjanique*)	0,053
Matière extractive azotée	0,219
— — saccharine	5,342
— — inodore	0,931
— colorante rouge	0,274
Résine, dextrine, albumine, etc., matière ligneuse et eau	991,389 (*Ouv. cit.*, p. 60.)

Bibliographie. — St-Hil., *Flor. Bras.* I, p. 356.

Des diverses espèces que le vulgaire confond sous les dénomination de *Tingui* et de *Timbó*, nous avons fait connaître : 1° Le *Tingui* de Cayenne (*Tephrosia toxicaria*), n° XLII ; 2° Le *Timbó-arbre* (*Enterolobium jamboril*), n° LI ; — 3° Le *Timbó-liane* (*Paullinia pinnata*), n° LIV ; — 4° Il vient d'être question du *Timbó des poissons* (*Serjania cuspidata*), n° LV. — Il nous reste à donner quelques renseignements sur le *Timbó des pharmaciens* que nous avons dit appartenir à une Légumineuse du genre *Lonchocarpus*, le *Lonch. Peckólti-Wawra*.

La racine de cette plante est toxique ; elle est usitée pour détruire les poux et autres parasites, et sert également à *tinguijer* (tinguijar) (1) les poissons.

M. Th. Peckolt a reconnu, par l'analyse, dans cette plante, un principe actif auquel il a donné le nom de *Timboïne*. « Dans 1,000 grammes, dit-il, d'écorce de racine fraîche, j'ai trouvé les substances suivantes :

Huile essentielle à odeur musquée...	1,588
Timboïne, alcali volatil incristallisable.	0,718
Acide timboïque, acide organique cristallisé	1,285
Matière cireuse et huile fixe à odeur musquée nauséeuse...............	0,171
Résine	11,709
Matière extractive azotée...........	0,206
— — saccharine	29,023
— — amère	1,794
Résine inodore de couleur marron foncé..........................	1,427
Matières albumineuses	21,484
Amidon	43,390
Acide tartrique	0,756
Malate de chaux	0,260
Chlorure de potasse et de magnésie...	1,166
Matières pectineuses, sels, dextrine, etc.......................	47,388
Matière ligneuse et parenchymateuse.	112,236
Eau............	725,399 (*Ouv. cit.*, p. 85.)

LVI. — **Serjania noxia** (St-Hil.). — La province de Minas et surtout le municipe d'Itabira.

Lors même que des personnes dignes de foi ne m'auraient pas

(1) Je demande, ajoute le Dr Caminhoa, qu'on veuille bien accepter ce mot, d'origine essentiellement brésilienne ; il signifie : « Empoisonner, tuer les poissons avec une subtance toxique, telle que les personnes qui feront usage du poisson pris par ce procédé n'en ressentent aucun effet fâcheux. »

assuré que cette plante est vénéneuse, il suffirait de l'épithète que lui donne Saint-Hilaire, botaniste aussi érudit que réservé dans ses appréciations, pour la considérer comme suspecte. *Planta pecudibus noxia*, dit-il. (*Ouv. cit.*, I, p. 364.)

Il parle aussi d'une autre *Serjania*, celle-ci parfaitement connue comme toxique, c'est la *Serjania lethalis* (St-Hil.), que l'on trouve dans la province de Minas (bassin du Rio San-Francisco) et dans celle de Bahia.

Outre ces espèces, le Brésil en possède d'autres encore, non moins importantes. Elles sont employées comme *Timbó* dans certaines localités, savoir : *Serjania hirsuta* (St-Hil.), — *S. Laruoteana* (St-Hil.), — *S. paludosa* (St-Hil.), — *S. meridionalis*, — *S. Dombeyana*, etc. (1).

GENRE *Sapindus*.

LVII. — **Sapindus edulis**, — **Sap. esculentus** (St-Hil.), — **Meleagrinex pernambucana** (Arruda). — *Pitombeira* (2). — La province de Minas-Geraes et les *Sertoōs* de Bahia, de Pernambuco.

Arruda rapporte que les noyaux de *Pitombeira* sont un poison violent pour les dindons, circonstance qui lui fit donner à cette plante le nom de *Meleagrinex*. — Ses racines sont également vénéneuses, d'après Nicol. Moreira.

GENRE *Cupania* (PLUM. ET LINN.).

LVIII. — **Cupania** . . . . ? — *Fructa de cachorro* [fruit de chien]. — Minas, Rio de Janeiro, Saint-Paul, Sainte-Catherine, Rio Grande du Sud. C'est dans ces provinces que les espèces de ce genre sont plus fréquentes.

« Fruit sec, de couleur rouge, à semence entourée d'une arille blanche, d'un goût âcre et piquant ; très vénéneux pour les chiens. » (Capanema.)

Parmi les *Cupanias* brésiliennes, les plus remarquables sont les suivantes : *Cupan. trigonis* (Jacq.), — *Cup. emarginata* (St-Hil.), — *C. xanthoxiloïdes* (St-Hil.), — *C. vernalis* (St-Hil.), vulgairement *Cambuatá*, — *C. euphorbiæfolia* (St-Hil.), — *C. paniculata* (St-Hil.), — *C. punectata* (St-Hil.) (3).

(1) La *Serjania triternata* est aussi employée comme ichthyotoxique. De même, la *Magonia glabrata* et la *M. pubescens* sont décorées du nom de *tingui*, en raison de la même propriété (Nicol. Moreira). — Signalons aussi une solanacée, la *Physalis heterophylla*, comme propre aux mêmes usages.

(2) Il importe de ne pas confondre cette plante avec la *Pitombeira de Bahia*, laquelle est une *Eugenia* ou *Stenocalyx*, appelée à Pernambuco *Ubaïa*. (Note de M. Beaurepaire-Rohan.)

(3) Les Indiens de l'Orénoque préparent une boisson enivrante avec les graines de la *Paullinia cupania*, plante qu'on ne doit pas confondre avec la *Cupania sapida*, dont les

Je ne saurais dire à laquelle de ces espèces revient la dénomination de *Fructa de cachorro*.

Classe des Solaninées (Duch.).

FAMILLE DES SOLANACÉES (Lindl.).

TRIBU DES SOLANÉES (Lindl.). — GENRE *Solanum* (Linn.).

LIX. — **Solanum nigrum** (Linn.), — **Sol. maurella** (Dun.), — **Sol. oleraceum** (Richard), — **Sol. officinarum** (C. Bauh.), — **Sol. hortense** (Dod.). — *Herva moura* [herbe maure, morelle], — *Sué*, — *Carachichú* dans la province de Saint-Paul, — *Aguaráquyá*, — *Herva de bicho* [herbe aux insectes], — *Pimenta de gallinha* [piment des poules]. — Tout le Brésil et tout le globe, pourrait-on dire, sauf les zones glaciales.

TRIBU DES NICOTIANÉES.

GENRE *Nicotiana* (Tournef.).

LX. — **Nicotiana tabacum** (Linn.). — *Tabaco*, — *Fumo*, — *Petum*, en dialecte *guarany*, — *Petume*.

Nous réclamons cette plante comme *nôtre* et, par suite, nous la comptons dans le nombre des espèces toxiques brésiliennes.

TRIBU DES DATURÉES (Lindl.).

GENRE *Datura* (Lindl.). — SOUS-GENRE *Brugmansia* (Pers.).

LXI. — **Datura arborea** (Linn.). — **Brugmansia candida** (Pers.). — *Flor de trombêta da branca* [fleur de trompette blanche], — *Zabumba da branca* [timbale blanche] dans la province de Céara, — *Trombêta branca* à Bahia. — L'Amérique ; elle est très abondante au Chili et au Pérou. On dit aussi qu'elle naît spontanément dans les zones tropicales de l'Asie et de l'Afrique. Quoi qu'il en soit, de deux choses l'une : ou cette plante s'est si bien acclimatée chez nous, qu'elle y naît à présent spontanément, comme on le voit, par exemple, dans la province de Céara ; ou, comme le croit Velloso, elle appartient en propre à la flore du Brésil.

LXII. — **Datura fastuosa** (Linn.). — *Trombêta roixa* [trompette violette], — *Zabumba roixa*, de la province de Céara.

FAMILLE DES CESTRINÉES (Le Maout et Decaisne).

TRIBU DES CESTRÉES. — GENRE *Cestrum* (Linn.).

LXIII. — **Cestrum nocturnum** (Linn.). — Nous possédons un certain nombre d'espèces de ce genre ; les principales sont les sui-

fruits bouillis avec de la canelle et du sucre, donnent également une boisson enivrante. La *Cupania sapida* s'appelle encore *Blighia*.

vantes : **Cestrum caunthes** (Schlecht.), — **C. lœviegatum** (Sch.), — **C. Corymbosum** (Sch.), — **C. bracteatum** (Link.), — **C. stipulatum** (Mart.). Mais c'est la première ou **C. nocturnum** que l'on voit le plus souvent dans les provinces du nord du Brésil ; elle est on ne peut mieux nommée ; c'est seulement après le coucher du soleil que ses fleurs commencent à exhaler un arôme des plus agréables. — *Coérana*, de deux mots du dialecte *tupy : coié*, piment *rana*, faux, bâtard. (B. Rohan). — *Caanéma*, de deux mots du même dialecte : *caá*, herbe, *néma*, odeur (B. Rohan). — *Caopunga*. — Tout le Brésil, car, des dix provinces que je connais, il n'en est pas une où je n'aie rencontré cette plante.

Martius ne la donne pas comme vénéneuse, ou du moins, il ne dit rien qui puisse la faire considérer comme telle. Mais je suis en mesure d'affirmer que, chez les bœufs et les chevaux, elle produit des effets toxiques. Ainsi j'ai eu l'occasion de voir le fait suivant : un cheval était atteint de la maladie parasitaire, appelée au Brésil *Berne* ou *Bicheira* [*Bicho*, insecte, ver ; d'où *Bicheira*, maladie parasitaire] ; un individu s'avisa, pour le guérir, de faire sur les ulcères dont l'animal était couvert une large application du suc exprimé des sommités fleuries de la *Coérana ;* cette application fut répétée trois fois dans une journée. On vit bientôt l'animal fléchir sur ses jambes et tomber par terre ; quelques convulsions survinrent et la mort à la suite. Les pupilles étaient excessivement dilatées.

Dans ma province de Bahia, les gens de la campagne disent vulgairement quand ils veulent parler de quelqu'un d'un caractère triste et morose : *Comen coérana* [Il a mangé de la *coérana*], faisant allusion à la tristesse dont sont pris les animaux empoisonnés par cette plante.

Lindley, après avoir dit que l'*Acocanthera venenata* (Solanacée du Cap de Bonne-Espérance) est très vénéneuse et que, avec la décoction de son écorce, concentrée à l'état de gelée, les Hottentots empoisonnent leurs armes, ajoute : des propriétés analogues ont été reconnues aux espèces *Cestrum macrophyllum* et *C. nocturnum*. (*Veget. Kingdom*, p. 619.)

LXIV. — **Cestrum macrophyllum, — C. venenatum** (Ventenat). — La province des Amazones et probablement toute la région nord du Brésil.

Elle est signalée, par les auteurs qui se sont occupés de cette plante, comme toxique et corrosive. Les symptômes de l'empoisonnement sont les suivants : vomissements, spasmes, convulsions, délire, stupeur profonde, sueurs abondantes, salivation excessive, refroidissement des extrémités, coloration noire des paupières, anurie.....

TRIBU DES PHYSALÉES (Lindl.)

GENRE *Physalis* (Linn.).

LXV. — **Physalis angulata** (Linn.). — *Camapú.* — « Cette espèce est très commune au Brésil. Dans le Pará, on la désigne vulgairement sous le nom de *Camapú* et on vend ses fruits au marché; ils sont donc complètement inoffensifs. Dans l'intérieur de la province de Rio-de-Janeiro, on l'appelle *Bucho de ran* [tripes de grenouille]; dans celle de Saint-Paul, les enfants la connaissent sous le nom de *Mata fome* [qui tue la faim]. A Bahia, d'après Gabriel Alvarez (*Roteiro* [itinéraire, routier] *do Brazil*), elle reprend le nom de *Camapú.* Martius dit que Pison l'appelle *Camarú.* — Les paysans de Rio-de-Janeiro se servent de cette plante contre les taies de la cornée. » (Baurep. Rohan.)

« Les fruits, arrivés à maturité, sont comestibles, » dit M. Capanema; ce qui signifie que cette partie de la plante n'est nullement dangereuse ; mais je ne garantis pas qu'il en soit de même des autres parties du végétal. — D'après M. Glaziou, directeur des jardins publics de Rio-de-Janeiro, cette *Physalis* est un excellent purgatif.

Il m'a été parlé de deux faits d'empoisonnement, par cette plante, dont un, chez un enfant d'un *fazendeiro* [grand propriétaire] de la province de Minas; mais je n'oserais rien affirmer à cet égard.

Nous avons déjà eu l'occasion de signaler comme vénéneuse l'espèce *Physalis heterophylla* (Nees.), laquelle, par suite, est réputée *Timbó.* — La *Phys. origanifolia* (Lam.) appartient au Brésil. Est-elle vénéneuse? Je crois qu'on doit la tenir, au moins, pour suspecte.

Classe des Cofféinées (Lindl.).

FAMILLE DES RUBIACÉES (Aubl.).

TRIBU DES PSYCHOTRIDÉES (Lindl.) — GENRE *Palicourea* (Aubl.).

LXVI. — **Palicourea** ou **Palicurea densiflora** (Linn.) **Pal. Marcgravii** (St.-Hil.). — *Hérva de rato* [herbe aux rats], — *Tangaraca-assú*, *Cotó-cotó* des provinces de Rio, de Saint-Paul, de Minas. — Plusieurs autres plantes auxquelles on donne cette qualification *herva de rato*, sont réputées toxiques ; la plupart appartiennent au genre dont il s'agit. — Au Céara, suivant M. Capanema, sous ce nom on désigne encore une *Cassia* à racine jaune. — Les provinces centrales et méridionales du Brésil ; il est problable qu'on la trouverait aussi dans celles du Nord.

La dénomination vulgaire que nous venons d'indiquer ne date pas d'hier ; Pison, au XVIIe siècle, traitait déjà des propriétés de la *Tangaraca* ou *Herbe aux rats*, dont il connaissait trois espèces (1).

Il décrit la première espèce comme suit : « *Prima, quæ omnium maxime noxia, frutex est ligno lento, cui ramuli sibi oppositi, atque his denuo duo vel tria semper sibi opposita adnascuntur folia oblonga, primo lætè, mox dilutè viridia, eminentibus nervis et costis conspicua. In summitatibus ramorum tenues pediculi oblongi crocei coloris enascuntur, undè spicæ, ex multis floribus longis umbellatim positis, constantes emanant. Quem fructum producat nondùm migi datum fuit observare. Flores non solum et folia, sed ocul imprimis erumpentes summo turgent veneno, qui, recentes vel exsicati, per incuriam vel per dolum gustati, præsentissimo sunt veneno. — Radix vero mox exhibita, tutum apud incolas habetur antidotum.* »

Au sujet de la deuxième espèce, que je crois être la *Cephælis ruellifolia* (dont le fruit et les semences sont vénéneuses) : « *Secunda,* dit-il, *paulo excelsior frutex, ramulis et foliis binis sibi directe oppositis, primæ « Tangaracæ » non dissimilis cui dat figuram, sed cortice magis cinereo, foliis superne saturè viridibus ubi adolaverint, infernè canescentibus, quasi levi hirsutie præditis. In ramorum summitatibus, flores primó aurei coloris stellares, mox ex bruno purpurescentes. Folia eorum exteriora interioribus multo majora et expansa. Medium seu totum spatium florum, more holoserici, est plenum constans foliis parvis, primo læte, mox triste purpureis instar florum scabiosæ peregrinæ. Ex horum medio prodit bacca « Rubo » sylvestri haud dissimilis, cærulea quasi gemma turcois floris esset imposita, quæ summâ venenositate inter omnes « Tangaracas » primatum facile tenet.* »

Enfin l'auteur parle en ces termes de la troisième espèce : « *Tertia est planta fruticescens, radice crassâ, foliis nunc alternatim, nunc sibi directe oppositis, cæterum crassioribus et rotundioribus quam prioribus « Tangaracæ ». In extremitatibus ramorum pediculi longi, ex quibus flosculi umbellati producuntur ; primo albicantes, mox aureo colore nitescentes.* »

Et ensuite : « *An plures dentur « Tangaracæ », mihi nondum*

(1) *Ouv. cité :* chap. XVII, liv. V, « *De noxiis et venenosis vegetabilibus,* » p. 301.

constitit. In harum trium foliis, floribus, et seminibus, tam alte posita est deleteriavis, licet gradu differat, ut vel ex levissimo eorum gustu corpus intumescat, mens turbetur, oculi incipiant caligare, vertigines animi deliquia oboriantur, denique mors ipsa sequatur, nisi quantocius præsentissimo remedio obviam eatur. Reliquis antidotis merito preferuntur radices illæ decantatæ « Ipecacuanha » et « Caapia », quod cum antidotali efficaciâ simul emeticâ vi polleant, ut suo loco probavi; his succedunt radices « Jaborandi » et « Jambu ». Aliqui exercitatiores tutissimum existimant, ipsâ radice « Tangaracam » se sedare, quam miro, ac felici cum successu indiscreta qualitate exhibent. Quasi benigna mater natura facultatem non minus salutiferam, quam mortiferam, eidem plantæ indidisset. » (P. 303.)

« On connaît dans la province de Céara, dit de son côté M. Th. Sousa Brasil, trois espèces d'*Herbe aux rats ;* une d'Araripe, — l'autre de la *Serra* de Baturité : elles sont d'importance secondaire, comparativement à la troisième espèce, la vraie et la plus connue, dont les semences se recueillent en grande quantité pendant les mois de juillet et de septembre et donnent matière à quelques transactions commerciales. Son écorce est un apéritif énergique ; mais la violence de son action en fait un agent dangereux, dont il ne faudrait pas abuser. » (*Ouv. cité*, p. 181.)

Cette plante est classée par Freire Allemaõ, parmi les poisons narcotiques-nauséeux, c'est-à-dire qui déterminent des tremblements, des perturbations de l'ouïe et de la vue, syncopes, paralysies, chute du pouls, avec des troubles gastro-intestinaux, tels que nausées, vomissements et diarrhées.

Il convient d'indiquer, comme étant aussi réputées toxiques, soit d'après les auteurs, soit d'après des communications particulières :

1° *Palicourea nicotianæfolia* (Cham.), province de Minas ;

2° *Pal. sonans* (Mart.), vulg. *Gritadeira* [Crieuse], province de Minas ;

3° *Pal. strepens* (Mart.), vulg. *Gritadeira do campo*, province de Minas ;

4° *Pal. rigida* (de Cand.), vulg. *Douradinha do campo* [petite dorée des champs], provinces de Saint-Paul, de Minas, de Goyas et de Matto-Grosso;

5° *Pal. tetraphylla* (Cham. et Schlecht.), vulg. *Don Bernardo*, Minas;

6° *Pal. aurata* (Mart.) ;

7° *Pal. officinalis* (Mart.), c'est le *Tangaraca-assú* de Pison.

La *Rubia noxia* est aussi appelée *Tangaraca* et *Herbe aux rats*.

« Parmi ces diverses *Palicoureas*, il en est une, à fleurs violettes, qui produit sur les rats les mêmes effets que la valériane sur les chats, avec cette différence que les rats sont très friands de cette plante. » (Dr Ladislas Netto.) — En Bolivie, il existe une *Palicourea* alimentaire.

ANALYSE CHIMIQUE. — « Cette herbe, dit M. Th. Peckolt, funeste pour les rats, a été proposée comme un succédané de la digitale, opinion que je ne saurais partager. Elle possède un principe actif narcotique, tellement volatil, qu'on ne le trouve plus dans la plante desséchée. Les feuilles jouissent indubitablement de propriétés médicinales, mais autres probablement que celles de la digitale. J'ai donné à un chien l'extrait alcoolique de ces feuilles, à la dose d'une once, sans déterminer aucun effet toxique. — La grande proportion de nitrate de potasse que cette plante contient, peut fort bien rendre raison de ses propriétés diurétiques.

Le principe volatil à effet narcotique qui excerce sur les rats une attraction particulière (*uma attracçaõ sympathica,* dit le texte), difficile à expliquer et pareille à celle de la valériane sur les chats, est un acide organique volatil, que j'ai appelé *acide myoctonique;* j'ai obtenu, de plus, un autre acide organique cristallisable, volatilisable par la chaleur et que j'ai désigné sous le nom *d'acide palicourique*.

Les feuilles fraîches sont employées, à petites doses, contre l'hydropisie et la dyscrasie syphilitique ; mais elles sont d'un usage plus fréquent dans la médecine vétérinaire.

Dans 1,000 grammes de la plante fraîche, j'ai trouvé :

Substances volatiles (aldehyde)	0,009	grammes.
Acide myoctonique (vénéneux) volatil	0,005	—
Acide palicourique cristallisé	0,655	—
Palicourine cristallisée, — sans effet toxique.	0,060	—
Palicourate de chaux	0,180	—
Substances résineuses	1,839	—
Acide malique et sels de chlore	1,360	—
Matière extractive d'un goût nauséeux	1,800	—
— — amère	0,400	—
— — sucrée	22,327	—
— colorante jaune	0,027	—
Nitrate de potasse	8,727	—
Chlorure de potasse	2,763	—
Résine, extrait, fibre et eau	959,848	—

« Sur la palicourine et l'acide myoctonique, je ne puis donner encore de renseignements suffisants ; quant à l'acide palicourique, on l'extrait de la plante fraîche traitée par l'hydrate de chaux et en le séparant de la chaux par l'acide sulfurique. On peut l'obtenir encore plus facilement du précipité produit par l'acétate neutre de plomb, en éliminant le plomb à l'aide du gaz hydrogène sulfuré. Filtrez ensuite et évaporez jusqu'à consistance sirupeuse, agitez avec alcool anhydre; traitez le liquide alcoolique par l'éther absolu, et laissez les cristaux se déposer de la solution éthérée. Pour les purifier complètement, faites sublimer, comme pour la préparation de l'acide benzoïque. » (*Ouv. cité*, p. 36.)

GENRE *Chiococca* (LINN.)

LXVII. — **Chiococca dentifolia** (Mart.) — **Ch. ramosa** (Linn.). — *Caninana*, — *Caïnana* (?) dans la province de Bahia, — *Raiz preta* [racine noire] de Minas, — *Cahinça* ou *Caïnça* — *Cruzeirinha* petite croix] — *Puaïa*, — Minas, Bahia, Sainte-Catherine, Céara.

Martius dit que cette plante, prise à haute dose, produit de la somnolence, une langueur extrême, des convulsions; la face devient hippocratique; l'individu est abattu et cependant ne peut jouir d'un moment de tranquillité. Quelquefois, à la suite de convulsions effrayantes de la face et d'une grande agitation de tout le corps, surviennent des vomissements excessifs, par lesquels sont réjetés de la salive d'abord, puis de la bile, du chyme, etc. Des déjections involontaires et fréquentes de matières visqueuses produisent un allègement sensible de la douleur et sont un signe favorable.

LXVIII. — **Chiococca auguifuga** (Mart.). — *Cipó-cruz* [liane à feuille en croix] dans la province de Saint-Paul, — *Fedorenta* [mal odorante], — *Dambré*, — *Raiz preta* ou *Raiz de frade* [racine noire, racine de moine] dans la province de Minas et ailleurs. — Minas et Saint-Paul.

— « Une forte dose d'infusion de toute la plante détermine des vomissements tellement violents que la mort peut s'ensuivre. — On use beaucoup de la poudre des racines pour se garantir des *coupims*, ou espèce de fourmi du Brésil qui détruit le bois. (Nicol. Moreira.)

BIBLIOGRAPHIE. — MARTIUS, *Spec. mat. med.*, V, 17, et IX, 21. — DE CAND., *Prodrom.*, IV, 482, n° 3. — NEES, *Düss. sup.* 21.

TRIBU DES COFFÉACÉES (RICH.)

GENRE *Cephaëlis* (SWARTZ.) — *Cephœlis* (RICH.) — *Ipecacuanha* (ARRUDA.) — *Psychotria* (LINN.), accepté par de Candolle.

LXIX. — **Cephælis ipecacuanha** (Rich.), — **Psychotria**

emetica (Linn.), — **Callicocca ipecacuanha** (Vellos. et Brot.). — *Ipecacuanha* d'après Pison, — *Poaya* [*Pó*, poudre] *Papaconha* des *Sertoês* des provinces du Nord, — *Poaya verdadeira* [P. vraie], *de botica* [de pharmacie]. — D'après Richard, les provinces du Brésil où l'ipécacuanha vrai se rencontre plus fréquemment sont celles de Matto-Grosso, Goyaz, Amazone, Pará et Paraná ; et ensuite, celles de Pernambuco, Bahia, Rio de Janeiro et Minas.

Classe des Personnées (Duch.)

FAMILLE DES SCOFULARIACÉES (Juss.)

SOUS-ORDRE DES SALPIGLOSSIDÉES (Lindl.). — GENRE *Franciscea* (Pohl.), — *Brunsfelsia* (Plum.).

LXX. — **Franciscea uniflora** (Pohl.), — **Brunsfelsia uniflora** (Plum.), — **Besleria** (Vell.). — *Manaca,* — *Mercurio dos pobres* [mercure des pauvres], — *Mánacan, Jeratáca,* — *Cangamba,* — *Mercurio vegetal.* — Tout le Brésil, principalement les provinces du Sud et les Républiques qui les avoisinent.

D'après Baêna, les Indiens se servent de la racine de *Manaca*, et déterminent au moyen de cet agent un délire furieux et même une folie persistante. « A haute dose, dit cet auteur, la racine de cette plante produit l'affaiblissement de la vue, de la confusion dans les idées, du délire et des tremblements. » Lindley partage l'opinion de Martius, au sujet de la perniciosité de cette espèce, et il ajoute : A doses élevées, c'est un poison âcre. — Dans quelques tribus de l'intérieur de l'Amazone, l'extrait de cette plante sert à empoisonner les flèches (Martius). — M. Capanema m'a fait connaître l'opinion du Dr Affonso (de Quixeramobim, prov. de Saint-Paul), d'après lequel l'infusion de *Manaca*, prise à l'intérieur ou même employée pour bains, produit une salivation excessive et des ulcérations de la muqueuse buccale.

De ses notes de voyages, M. Capanema veut bien extraire pour moi le fait suivant : Un individu avait pris d'une décoction de poudre de racine de *Manaca* la valeur d'une tasse à thé. Il s'ensuivit les phénomènes suivants : sueurs abondantes, vertige, insensibilité générale, paralysie incomplète de la face, trouble extrême de la vue, immobilité de la langue. Cet homme était rhumatisant ; les douleurs qu'il éprouvait antérieurement dans les articulations des genoux devinrent atroces. Après quelques heures, ces symptômes se dissipent ; les jours suivants, le malade continue à faire usage du même médicament : le gonflement des genoux diminue et même, d'un côté, se dissipe complètement.

Pour le Dr Theberge (du Céara), la plante dont il s'agit est un poison violent. — Quant à Nicol. Moreira, il en parle en ces termes : « Poison âcre, énergique, employé cependant comme médicament. Le principe amer, contenu surtout dans la racine, donne à la gorge une sensation de brûlure (*queima*, brûle). » — D'après les observations de feu le Dr Freire, de Cisneros, il paraîtrait que ce poison a une action marquée sur le cœur.

BIBLIOGRAPHIE. — POHL., *Bras.*, 1. — TRATT., *Keiserbranz*. — LODD., *Cab.*, 1333.

GENRE *Scrophularia* (LINN.).

LXXI. — **Budleia Brasiliensis** (Jacq.), — **Budleja australis** (Vell.). — *Barbasco*, — *Tingui da praïa* [tingui de la plage], — *Calcaõ de velho* [culotte de vieillard], dans la province de Saint-Paul. — Céara et quelques autres provinces.

Cette plante est vénéneuse, dit Freire Allemaõ. Cependant M. Capanema rapporte avoir bu, sans inconvénients et en grande quantité, de l'infusion de *Barbasco*. Il se peut que ses propriétés toxiques soient détruites par l'action d'une haute température. Nicol. Moreira ne la considère pas non plus comme dangereuse ; il l'a prescrite plusieurs fois.

Pour moi, il ne m'est pas possible de donner une indication de quelque valeur ; je n'ai essayé cette plante que très imparfaitement sur les animaux et encore, à défaut de la plante fraîche, ai-je dû me servir de feuilles séchées.

BIBLIOGRAPHIE. — JACQ., *Eul. cst.*, 158. — GRAH, *Bot. mag.* LIV, 2713.

FAMILLE DES CRESCENTIACÉES (autrefois BIGNONIACÉES) (BALFOUR).

GENRE *Crescentia* (LINN.), — *Cujete* (PLUM.).

LXXII. — **Crescentia cujete** (Linn.). — *Coïté* et *Cuieira*, à Bahia, — *Cuité*, — *Cabaceiro* [Calebasse], à Rio de Janeiro, au Para. — Tout le Brésil.

On s'en sert pour l'usage externe, sous forme de cataplasmes. — John Lindley prétend qu'au Brésil les noirs mangent le contenu du fruit, lequel ressemble à une citrouille. « La principale espèce de cet ordre (des Crescentiacées), dit-il, est l'*arbre aux calebasses* ou *Crescentia cujete*, originaire des régions tropicales de l'Amérique ; il porte un fruit semblable à une grosse gourde ; il est plein d'une pulpe légèrement acide que mangent les noirs et dont on se sert aussi pour faire des cataplasmes. » (*Ouv. cit.*, p. 674.)

Lindley aura été mal renseigné ; car il ne me paraît pas possible de garder des doutes sur les propriétés délétères de la pulpe de ce fruit, du moins de celui que nous connaissons sous le nom de *Coïté* et les autres dénominations susindiquées. Maintes fois j'ai pu remarquer que les hommes qui préparent les calebasses ont grand soin de rejeter cette pulpe, qu'ils appellent *Miôlo da cuia* [moelle de calebasse] et qu'ils savent fort bien être toxique pour les oiseaux de basse-cour et pour les porcs.

Aux Antilles, il existe aussi une *Coïté* vénéneuse : la *Crescentia cucurbitina ;* c'est un poison âcre, suivant Descourtilz (t. IV, p. 143). — Si l'on compare les caractères botaniques de cette espèce avec ceux de la nôtre, on trouve que les deux espèces diffèrent seulement par la forme et la disposition des feuilles : éparses dans celle-ci, groupées dans la première ; plus petites dans l'une, plus grandes dans l'autre, ce qui a valu à cette dernière le nom de *latifolia*.

Diverses personnes m'ont assuré que la *Coïté* est toxique ; à défaut d'expérience personnelle, il ne m'est possible de rien affirmer. Je la crois dangereuse pour certains animaux, pour le moins. Il importe de remarquer que ceux qui considèrent cette plante comme inoffensive ne manquent pas de dire que les fruits dont on a fait usage étaient bouillis ou cuits sur la braise.

Tussac parle d'une *Crescentia toxicaria* qu'on me dit être très fréquente dans la province des Amazones. Elle passe pour être très vénéneuse. (*Voy.* Tussac. *Antilles,* IV, p. 7.)

Cette plante est d'un fréquent emploi dans la médecine populaire. « La pulpe de calebasse, verte, réduite à consistance de sirop, est antifébrile ; cette même pulpe, arrivée à maturité, est employée localement comme maturatif. — Le fruit, cuit et pris à la dose de deux cuillerées, est réputé, à Pernambuco, comme antitétanique. Sa pulpe est encore en usage contre l'éléphantiasis des Arabes et contre la hernie étranglée. — Malgré la désignation de *Cabaceiro*, la plante dont il est question ne sera pas confondue avec le *Cabaceiro amargoso* [calebassier amer], qui est une Cucurbitacée, la *Cucurbita leucantha* ; le suc exprimé des fruits de cette dernière, injecté dans le rectum, détermine des hémorrhagies effrayantes. » (Nicol. Moreira.)

Bibliographie. — Jacq., *Hist. stirp. americ.*, 167. — Tuss., *Ant.*, II, 19. — Desc., *Ant.*, IV, 244, — *Bot. Mag.*, LXII, 3430.

Classe des Rosacinées (Duch.)

FAMILLE DES ROSACÉES.

GENRE *Cerasus* (Juss.)

LXXIII. — **Cerasus Brasiliensis** (Mart.). — *Amendoa braba* [amande sauvage], — *Merindiba.* — Province de Céara. — Suivant M. Capanema, cette espèce peut être dite essentiellement brésilienne; car on la trouve à Nouveau-Fribourg, c'est-à-dire dans les hauteurs de la *Serra* des Orgues (prov. de Rio de Janeiro), de même que dans les localités les plus chaudes du Brésil.

TRIBU DES DRUPACÉES (Rich.)

GENRE *Prunus* (Linn.)

LXXIV. — **Prunus sphœrocarpa** (Michx.). — *Gingeira brava* [cerisier sauvage]. — Tout le Brésil.

« Son action est la même que celle du laurier-cerise. » (Nicol. Moreira.)

Classe des Térébenthinées (Duch.)

FAMILLE DES RUTACÉES.

ORDRE DES SIMARUBÉES (Lindl.). — GENRE *Simaruba* (Aubl.)

LXXV. — **Simaruba versicolor** (St-Hil.). — *Paraïba,* — *Parahiba,* — *Paõ caïxeta* [bois à faire des petites boîtes].— Minas. Saint-Paul, Rio de Janeiro.

Martius dit que l'écorce est très riche en un principe amer, astringent, àcre et un peu narcotique. « *Ab incolis inter venena numeratur,* » ajoute-t-il. — Cette substance toxique est classée, par Fr. Allemaõ, parmi les poisons narcotico-nauséeux, c'est-à-dire qui déterminent des tremblements, des perturbations de l'ouïe et de la vue, des nausées. Cet auteur assure qu'à haute dose elle produit des vomissements et des troubles cérébraux.

Lindley raconte que le *Simaruba versicolor* est doué d'une telle amertume que pas un insecte ne s'attaque à lui. Quelques exemplaires de cette espèce, placés au milieu d'autres plantes desséchées, restèrent parfaitement intacts, tandis que ces plantes furent complètement dévorées par les larves d'une sorte de *Ptinus.* (*Ouv. cité,* p. 476.)

Suivant le Dr Theberge, cité par M. Capanema, l'application sur la peau du suc de cette plante détruit radicalement l'*acarus scabiei* et autres parasites cutanés.

Classe des Passiflorinées.

FAMILLE DES
PASSIFLORACÉES, — DES PASSIFLORINÉES. (Juss.)

GENRE *Passiflora* (Juss.)

LXXVI. — Je me bornerai à indiquer les espèces qui, d'après les auteurs et d'après la voix publique, jouissent de propriétés narcotiques.

Martius cite les suivantes : 1° *Passiflora fœtida* (Mart.), — *P. hircina* (Sweet.), — *P. hibiscifolia* (Lam.), vulgairement appelée *Maracujá de estrallo* [*Maracujá,* passiflore — *estrallo*, vacarme, grand bruit, c'est-à-dire passiflore qui éclate avec bruit] à Bahia ; et ailleurs *Maracujá da estrada* [M. des routes]. Personne n'a pu, quoi qu'on en dise, m'affirmer qu'elle fût dangereuse;

2° *Passifl. alata* (Aiton Will.), vulgairement *Maracujá mamaõ* [Marac. papayer] ;

3° *Passifl. quadrangularis* (Lam.), — *P. maliformis* (Linn.), vulgairement *Maracujá-assú* [Mar. grande] ;

4° *Passifl. albida* (Kern.), vulgairement *Sururú-cujá ;*

5° *Passifl. laurifolia* (Lindl.), — *P. anthelmintica* (Jacq.) ;

6° *Passifl. edulis* (Sims et Arrab.), vulgairement *Maracuja suspiro.* Dans deux notes qui m'ont été adressées par des personnes dignes de foi, je trouve cette espèce citée comme plante vénéneuse; je l'indique ici sans pouvoir rien affirmer à ce sujet.

On cite encore la *Passifl. incarnata* (Linn.), la *Passifl. sururuca* (Arrab.), etc.

« Les Passiflores ou fleurs de la Passion sont l'orgueil de l'Amérique méridionale et des Indes occidentales ; elles remplissent les bois de leurs espèces diverses. Suspendues aux branches des arbres, tantôt couvertes de fleurs d'une admirable richesse et de formes étranges, tantôt chargées de fruits séduisants pour la vue et délicieux au goût, ces merveilleuses filles des solitudes de l'Amérique du Sud, sont, pour le croyant, pleines de souvenirs vénérés. » (Lindley.)

Classe des Caryophyllinées (Duch.).

FAMILLE DES PETIVÉRIACÉES (Linn.), tirée des
PHYTOLACACÉES de Robert Brown.

GENRE *Petiveria* (Linn.).

LXXVII. — **Petiveria tetrandra** (Gomes), — **Mapa graveolens** (Vell.). Cette dernière dénomination n'est plus admise aujourd'hui, attendu que le genre *Mapa* est reconnu appartenir à la famille des Euphorbiacées. — *Pipi*, — *Tipi*, — *Herva de Guiné* [herbe de Guinée] — *Herva de Pipi*, — *Raiz de Guiné* [racine de Guinée]. — Rio de Janeiro, Saint-Paul, Espiritu-Santo; dans la province de Bahia, les localités de Ilhéos, Paraguassú, Rio das Contas, d'après des renseignements particuliers. — Cette plante, d'après la description qu'on m'en a fait, me paraît être la même que la *Molhana tetrandra* de Martius. C'est un point à éclaircir.

Si l'on en croit les informations recueillies par le Dr Freire Allemaõ, l'usage de cette plante pourrait déterminer l'idiotie et la démence. Ce médecin la classe parmi les poisons narcotico-nauséeux. — John Lindley dit que la *Petiveria tetranda* est employée, au Brésil, en bains et en lotions contre l'affaiblissement de la contractilité musculaire; mais il ne la présente pas comme vénéneuse. — Le Dr Theberge confirme l'utilité de son emploi contre les paralysies. Il assure, lui aussi, que, prise d'une manière continue, elle conduit à l'idiotisme et finalement à la mort.

« Cette plante, dit Sigaud, réunit les propriétés de l'ail, de la moutarde et des cantharides. » — D'après ceci, et en raison des autres propriétés attribuées à la plante dont nous parlons, je croirais volontiers que c'est d'elle que traite Descourtilz, sous le nom de *Petiveria alliacea*, des Antilles (t. V, p. 265).

M. Capanema assure que, contuse et jetée dans les ruisseaux, elle sert à *tinguijer* les poissons : on voit qu'elle n'est pas inoffensive, au moins pour ces animaux.

Classe des Hespéridinées (Dueh.).

FAMILLE DES MÉLIACÉES (Juss.).

TRIBU DES TRICHILIÉES (Lindl.). — genre *Guarea* (Linn.).

LXXVIII. — **Guarea purgans** (St-Hil.), — **Guarea trichilioïdes** (Vell.). — *Yito*, — *Gitó*, — *Jitó*, — *Marinheiro* [marinier], — *Utúouba*, en langue tupy, d'après Marcgrave. — Provinces du nord du Brésil.

LXXIX. — **Guarea cernua** (Arrab. et Vellos.), — **Guarea spicæflora** (Juss.). — *Marinheiro de folha larga* [marinier à feuille large], — *Tuaïssu-Utuapóca*.

« *Ubi antecedens, magnâ cum cautelâ adhibeatur.* » (Martius.)

LXXX. — **Guarea Aubletii** (Juss.), — **Trichilia guarea** (Aubl.). — Le Pará, comme l'espèce précédente ; elle abonde également dans les Amazones et le Céara.

Mêmes propriétés que les deux précédentes. « *Cortex radicis*, dit Martius, *vomitum et abortum excitat.* »

GENRE *Cabralea* (Juss.).

LXXXI. — **Cabralea polytricha** (Juss.), — **Cabralea cangerana** (Mart.), — **Trichilia cangerana** (Vell.). — *Caja-rana*, — *Canjarana*, — *Canjerana*, par corruption. Son extrait est appelé *Fel de barro* [Fiel de la terre].

Freire Allemaõ, bien qu'il range cette plante au nombre des poisons narcotico-nauséeux, reconnaît lui-même que ses propriétés délétères sont assez vaguement établies. — Quelques personnes, d'autre part, m'assurent qu'elle est réellement vénéneuse. Il ne m'est pas possible de rien affirmer à cet égard.

On trouve au Brésil d'autres espèces de ce Genre, ainsi : *Cabralea affinis* (Juss.), — *Cab. glaberrima* (Juss.), — *Cabr. oligotricha*.

Classe des Astéroïdées (Duch.).

FAMILLE DES SYNANTHÉRÉES.

GENRE *Koanophyllum* (Arruda).

LXXXII. — *Koanophyllum tinctorium* (Arruda). — *Anil* ou *Arruda braba* [Rue sauvage]. — Céara, Maranhaõ, Piauhy.

« C'est une plante vénéneuse, » dit Freire Allemaõ.

Classe des Magnolinées (Duch.).

FAMILLE DES ANONACÉES.

TRIBU DES ANONÉES (Endlich.). — GENRE *Anona* (Linn.).

LXXXIII. — **Anona palustris** (Linn.). — *Araticum*, — *araticum-pana*. — Tout le nord du Brésil.

Baêna dit (1) : « Le fruit est une espèce de pomme molle, remplie d'une pulpe jaunâtre, amère et vénéneuse. » — Pison (2) parle d'une pomme d'*araticum* qu'il considère comme un poison. — Le suc de cette plante ôte la vue, dit-on dans le vulgaire. Enfin, la racine d'une Anonacée de la province de Rio de Janeiro aurait la propriété de déterminer la folie.

Anona squamosa : (vulg. *Pinha* [cône, pomme de pin] à Bahia, —

(1) *Ensaio corographico sobre prov. de Para*, déjà cité.

(2) *Hist. nat. medic.*, liv. V, chap. XVIII.

tta au Céara, — *Fruta de conde* [fruit du comte] à Rio de Janeiro). Le suc exprimé de la semence, s'il est porté dans l'œil, occasionne une ophtalmie intense qui se termine par la perte de la vue. (Capanema.) — Ce dernier m'a raconté un fait observé par le Dr Schutel père, à l'île Sainte-Catherine ; il s'agissait d'un individu qui, peu après avoir mangé des fruits de cette *Anona,* eut le corps couvert de taches, rouges d'abord, et puis noirâtres. Aucune autre cause ne pouvait rendre compte de cette éruption. — Ce fait, en lui-même, ne peut être mis en doute, mais l'interprétation manque de rigueur, c'est-à-dire qu'il se pourrait qu'on ait eu affaire à une simple coïncidence.

Endlicher et Martius, quand ils traitent des Anonacées brésiliennes, s'expriment en ces termes : « *De Anonacearum usu : Veri veneni particulas non continent carnosa sincarpia Anoncearum Brasiliensium, quamvis antiquiores referunt scriptores fructum « Anonæ « palustris » esse venenatum.* »

Pour moi, je ne suis pas en mesure de donner à ce sujet un avis motivé.

Bibliographie. — Saint-Hil., *Plant. usuell.,* 30. — *Bot. Magas.*, LXXII, 4226.

LXXXIV. — **Anona xylopioïdes** (?). — *Fructa de burro* [Fruit de baudet]. — Nord du Brésil et Rio-Grande du Sud.

Humboldt et Martius ne la regardent pas comme vénéneuse. Cependant trois personnes dont la parole mérite considération m'assurent que ses semences sont toxiques. — En l'absence de renseignements plus étendus, il ne m'est pas permis de rien affirmer.

FAMILLE DES SAPOTACÉES.

genre *Chrysophyllum* (Linn.).

LXXXV. — **Chrysophyllum perfidum** (?). — *Georana.*—Le Brésil.

Nicolas Moreira, qui m'a signalé cette plante, croit pouvoir affirmer, d'après des renseignements recueillis par lui, que son fruit est âcre et vénéneux (?). Je n'ai pu avoir aucune autre donnée à ce sujet.

Plusieurs espèces de *Chrysophyllum* sont comestibles chez nous. M. B. Rohan en possède une dans son jardin ; elle est originaire de la province de Saint-Paul, où on la désigne vulgairement sous le nom de *Guacá.*

FAMILLE DES MYRSINACÉES (*Théophrastacées* de DE CAND.)

GENRE *Jacquinia* (LINN.)

LXXXVI. — **Jacquinia armillaris** (Linn.). — *Tingui da praïa* [Tingui des plages], — *Barbasco*. — Rio de Janeiro, Minas et Saint-Paul.

Non seulement elle tue les poissons, mais elle est également dangereuse pour d'autres animaux. (Nicol. Moreira).

Classe des Aroïdées (DUCH.)

FAMILLE DES ARACÉES (SCHOTT.) — PISTIACÉES, de quelques auteurs.

TRIBU DES COLOCASIADÉES (LINDL.) — GENRE *Pistia* (LINN).

LXXXVII. — **Pistia occidentalis** (Blum.). — **Pistia stratiotes** (Jacq.). — *Flõr d'agua* [fleur des eaux], — *Lentilha d'agua*. — Tout le Brésil et surtout les provinces du Nord.

TRIBU DES AROIDÉES VRAIES (RICH.)

GENRE *Arum* (LINN.) — *Phyllodendron* (SCHOTT.)

LXXXVIII. — **Arum arborescens** (Linn.), — **Phyllodendron arborescens** (Kunth.), — **Caladium arborescens** (?) (nomenclat. botan.). — *Cipó de imbê*, — *Aninga-ïiba*, en langue tupy (Mart.), — *Aninga iba* (Pison), — *Gaïmbê* (?). — Amazones, Pará, Rio-Negro ; — on la trouve surtout dans les terrains marécageux.

Toutes les parties de la plante, la racine exceptée, contiennent un suc d'une extrême âcreté ; lorsqu'on l'applique sur la langue, il produit une sensation de chaleur mordicante suivie d'une vive douleur, avec tuméfaction et salivation abondante.

Un petit chat, sur lequel Descourtilz avait essayé le suc des feuilles à la dose de 1 once, a présenté une vive inflammation des muqueuses touchées par ce liquide ; la muqueuse nasale elle-même fut atteinte de la même manière ; l'animal éternuait très souvent et avec force. Il ne mourut pas.

TRIBU DES ORONTIACÉES (SCHOTT.)

GENRE *Monstera* (ADANS.), — *Dracontium* (LINN.)

LXXXIX. — **Monstera Adansonii** (Schot.), — **Dracontium**

pertusum (Linn.). — *Dragaõ fedorento* [Dragon fétide].

Le suc, dit Martius, détermine des vomissements et divers autres accidents sérieux. — Nous faisons des réserves au sujet de cette espèce, de même que pour l'espèce précédente.

XC. — **Dracontium polyphyllum** (Linn.). — *Jiraraca*, — *Herva de Santa-Maria* (Pison). — Pará, Amazones et Maranhaõ.

Cette espèce est, suivant Descourtilz, corrosive et caustique; il l'a essayée sur un perroquet. Il a eu de plus l'occasion d'en observer les effets, à son service d'hôpital, sur des marins qui en avaient mangé, croyant avoir affaire à la *Tayoba* ou *Chou-caraïbe*. Les symptômes étaient les suivants: « Un court délire, des éclats d'un rire involontaire, des gestes forcés, des étourdissements, une ivresse maniaque. » (Descourt. t. III, p 69.)

J'ai appris que, chez nous, cette plante provoque, au lieu d'éclats de rire, l'expression d'une vive douleur.

GENRE *Arum*.

XCI. — **Caladium Seguinum** (Venten.), — **Dieffenbacchia Seguine** (Schott.) — **Arum Seguinum** (Linn.)., — *Canna marona*, 2e *Aninga* de Pison.

Deux *oitavas* (7^{gr},172) du suc de cet *Arum* peuvent amener la mort en quelques heures; c'est positivement un poison caustique et corrosif.

XCII. — **Arum hederaceum** (Linn.), — **Phyllodendron hederaceum** (Schott.). — *Cipó de imbé*. — *Herbe à méchant*, aux Antilles.

Elle est indiquée par Descourtilz comme toxique et corrosive; il l'a essayée sur un chat, chez lequel furent observés les symptômes suivants: « Cris aigus, agitation, mouvements convulsifs, pupilles dilatées; chez l'homme, délire, pouls fort, fréquent, régulier ou irrégulier, nausées, vomissements opiniâtres, évacuations alvines, quelquefois abattement, assoupissement, insensibilité et frisson général » (t. III, p. 73). — Cet auteur ajoute que l'émulsion d'amandes de l'*Acacia scandens* est réputée pour être l'antidote de ce poison.

Classe des Myrtoïdées (Duch.)

FAMILLE DES MYRTACÉES.

TRIBU DES LECYTHIDÉES. — genre *Gustavia* (Linn.) — *Pirigara* (Aubl.), — *Spallanzania* (Necker).

XCIII. — **Gustavia Brasiliana** (de Cand.). — *Japarandi*, — *Jeniparana* au Pará, — *Japaranduba* à Pernambuco. — Le nord du Brésil.

Les fruits sont vénéneux ; on s'en sert pour *tinguijer* les poissons (Nicol. Moreira.)

(Extrait du *Journal de Thérapeutique*)

Paris. — Société anonyme d'Imprimerie. — Paul Dupont, Dr. (Cl.). 83. 1-80.

www.ingramcontent.com/pod-product-compliance
Ingram Content Group UK Ltd.
Pitfield, Milton Keynes, MK11 3LW, UK
UKHW020450180726
13839UKWH00004B/1737

9 782329 397580